„Die Entstehung eines Menschen"

ist eine Beschreibung künstlicher Gliedmaßen und wie sie von denen übernommen werden können, die ihre natürlichen Gliedmaßen verloren haben

George R. Fuller Company

Writat

Diese Ausgabe erschien im Jahr 2023

- 2 -

ISBN: 9789359250977

Herausgegeben von
Writat
E-Mail: info@writat.com

Einführung

Die Entstehung eines Menschen ist ein Prozess der Zeit, des Trainings und des Fortschritts. Das Kind kann in der Tat mit perfekten Körperproportionen und im Besitz normaler Fähigkeiten geboren werden; aber kein Produkt der Natur darf stillstehen. Wachstum oder Verfall ist das Schicksal eines jeden Einzelnen, und der Mensch – der vollwertige und vollkommene Mensch – ist das Ergebnis der körperlichen und geistigen Entwicklung.

Es gab noch nie eine Zeit, in der der körperlichen Entwicklung so viel Aufmerksamkeit geschenkt wurde wie heute und in der ihre Bedeutung so sehr geschätzt wurde. Körperkultur und Bewegung an der frischen Luft haben dazu geführt, dass Männer und Frauen stärker und gesünder sind und infolgedessen eine anmutigere Haltung und Figur haben und besser in der Lage sind, die Freuden zu genießen und die Pflichten des Lebens zu erfüllen. Mittlerweile ist die Überzeugung weit verbreitet, dass die Kultivierung und Entwicklung der physischen Struktur mit der Kultivierung des Geistes einhergehen muss, um den höchsten Menschentyp hervorzubringen. Aber andererseits geben die Weisen nicht zu, dass die Praxis, der Leichtathletik zu viel Aufmerksamkeit zu widmen, gefördert werden sollte, so weit verbreitet diese Praxis auch an vielen führenden Hochschulen sein mag. Dabei ist auf das richtige Verhältnis zu achten.

Es ist zwar nicht wünschenswert, dass die Rasse zu einer Rasse unwissender Riesen wird, aber dennoch kann der Wert von Bewegung und körperlicher Arbeit nicht bestritten werden. Das Recht, diesen Wert zu verfolgen, sollte von der gesamten Menschheit geteilt werden. Glücklicherweise ist es jetzt wie früher möglich, dass Menschen, die Gliedmaßen verloren haben, ungeachtet ihres Unglücks sich der rechtmäßigen Bewegung hingeben und die notwendige körperliche Arbeit verrichten können. Die Aktivitäten des Lebens und der daraus resultierende Nutzen werden ihnen nicht länger verwehrt.

Die Chirurgie, die wissenschaftliche Herstellung mechanischer Geräte zur Korrektur von Deformitäten und die Herstellung künstlicher Ersatzstoffe für verlorene Gliedmaßen haben zur Weiterentwicklung von Methoden geführt, die den Zustand der Menschheit verbessern oder ihr Leiden lindern sollen.

Es gab eine Zeit, in der der Verlust eines Beins bedeutete, dass man sich auf dem Ast des Lebens durch das Gleichgewicht kämpfen musste. Da war zum Beispiel Peter Stuyvesant, dessen Porträt auf dem Cover dieses Katalogs abgebildet ist. In den Kriegen in Westindien im Jahr 1640 verlor er ein Bein.

Danach war er der letzte niederländische Generaldirektor der Neuen Niederlande – von 1647 bis zu seiner Kapitulation vor den Engländern im Jahr 1664 – und bis zu seinem Tod in New York im Jahr 1682 im reifen Alter von achtzig Jahren machte er sich auf den Weg. Er war ein Mann, der sich durchaus das Beste im Leben leisten konnte, aber damals gab es nichts Besseres als das gewöhnliche Holzbein, und so litt Peter Stuyvesant vierzig Jahre lang oder länger unter den Unannehmlichkeiten, die das primitive Gerät mit sich brachte.

Zum Glück für die Betroffenen sind nun bessere Dinge möglich. Wissenschaft und Kunst haben sich bei der Herstellung unserer künstlichen Gliedmaßen so erfolgreich vereint, dass der Träger nicht nur frei von Beschwerden ist, sondern ihm auch ermöglicht wird, seine berufliche Laufbahn fortzusetzen und, wenn nötig, seinen Arbeiten nachzugehen, um seinen Lebensunterhalt zu verdienen. Darüber hinaus erschwert die perfekte Konstruktion und Herstellung dieser Hilfsmittel ihre Erkennung.

Nicht nur, dass gewöhnliche Arbeit gut verrichtet wird, sondern auch viele bemerkenswerte Leistungen werden von Trägern von Gliedmaßen unserer Herstellung vollbracht. Nachfolgend werden einige Beispiele aufgeführt.

Ein bekannter Pitcher eines Baseballteams und ein bemerkenswerter Radrennfahrer, der in seinem frühen Leben durch einen Unfall beide Beine verloren hat, ist in der Lage, eine herausragende Position in seinem Beruf einzunehmen.

Ein Bediener, der in einem Signalturm ständig auf den Beinen ist, erleidet keine Unannehmlichkeiten. Nach fünf Experimenten hat er schließlich herausgefunden, dass die Beinprothese, mit der wir ihn ausgestattet haben, die bequemste ist, die er je getragen hat.

Ein Spitzenradfahrer, dem beide Beine amputiert wurden, eines oberhalb des Knies und eines unterhalb des Knies, erklärt unseren Ersatz für fehlerfrei. Er ist nicht nur in der Lage, mit Leichtigkeit aufzu- und abzusteigen, sondern auch alle möglichen Tricks und ausgefallenen Ritte auszuführen, und zwar genauso gut wie seine Konkurrenten, die mit gesunden, muskulösen, natürlichen Gliedmaßen gesegnet sind. Außerdem hat er eine Meilen-Streckenbilanz von 2,37.

Mit Geld kann man kein Glück kaufen, aber es wird dabei helfen, es zu erreichen. Geld kann den Verlust eines Gliedes nicht ausgleichen, aber man kann damit einen fairen Ersatz kaufen, wenn man weiß, wo man es beschaffen kann.

Wer eine wertvolle und empfindliche Uhr besitzt, die repariert werden muss, ist natürlich sehr vorsichtig, wem sie anvertraut wird. Im Krankheitsfall legen wir großen Wert darauf, wem wir den Patienten anvertrauen. Es wird sorgfältig nach der Zuverlässigkeit des Arztes und seiner Erfahrung gefragt, ob er erfolgreich war oder nicht, ob er sein Geschäft versteht und ehrlich in seinen Absichten ist; ob sein Rat im besten Interesse des Patienten erfolgt oder ob für ihn der eigene Nutzen an erster Stelle steht.

Es ist völlig angebracht, den Herstellern künstlicher Gliedmaßen ähnliche Fragen zu stellen; Aber allzu oft gehen die Leute in dieser Angelegenheit nachlässig vor und legen den Fall in die Hände fast aller im Unternehmen, ohne Rücksicht auf Verantwortung oder Zuverlässigkeit. Daher ist das gesicherte Heilmittel oft schlimmer als die Krankheit. Es sollte die strengste Untersuchung durchgeführt werden. Es sollte ein kompetenter Hersteller ausgewählt werden. Da ihm der Fall anvertraut wird, sollten die kleinen Details seinem Urteil überlassen werden, in der Gewissheit, dass seine Erfahrung und sein gründliches Verständnis seines Geschäfts das beste Ergebnis erzielen werden.

Es gibt keinen einzigen Gliedmaßenstil, der für alle Fälle geeignet ist. Damit das Glied den Anforderungen der Person entspricht, die es tragen muss, ist eine entsprechende und eindeutige Konstruktion erforderlich. Als wir die Wahrheit erkannten, wurden wir dazu geführt, die Besonderheiten und individuellen Bedürfnisse jedes einzelnen Falles zu untersuchen, der uns vorgelegt wurde. Unsere Gliedmaßen sind mit einer solchen Vielfalt an Gelenken und Befestigungen ausgestattet, dass jedes Gerät genau an jede Variation im Zustand oder Beruf des Patienten angepasst werden kann. Sollten dennoch Zweifel am Ergebnis bestehen, geben wir auf unsere Kosten ausreichend Gelegenheit zum Experimentieren. Aus diesem Grund haben so viele Einkäufer unsere Bemühungen und Ergebnisse in höchsten Tönen gelobt.

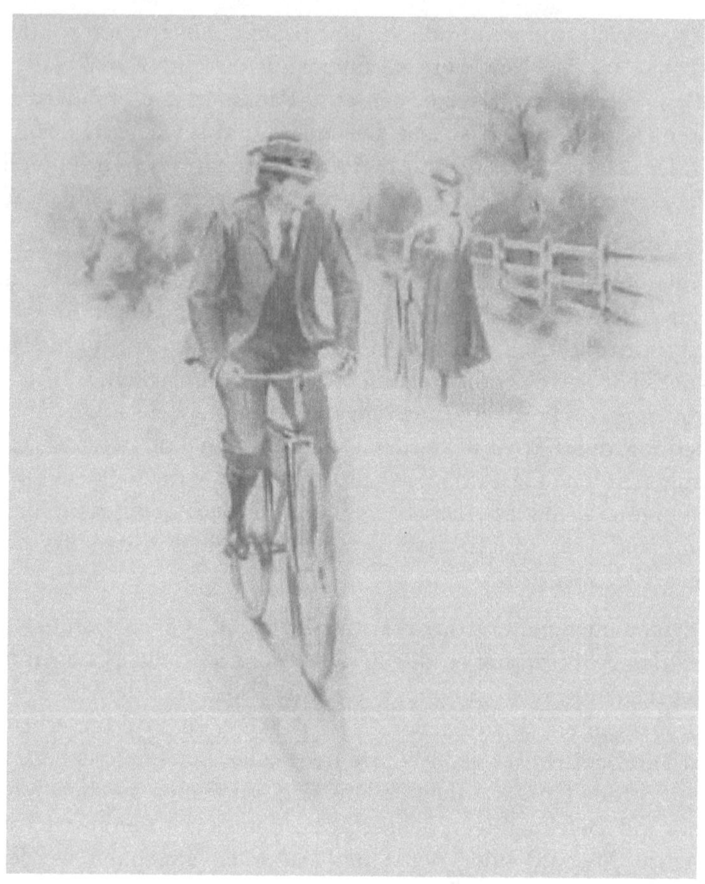

Wir wollen andere Hersteller nicht diskreditieren, sondern erklären einfach und in vollem Vertrauen, dass wir die besten Produkte herstellen, die es gibt. Auf den folgenden Seiten haben wir versucht, einen Eindruck vom Einfallsreichtum und künstlerischen Können zu vermitteln, das wir unserer Arbeit verleihen.

Seit über vierzig Jahren – tatsächlich seit 1856 – betreiben wir unser Geschäft in Rochester ohne Unterbrechung und mit zunehmendem Wohlstand. Bis 1876 wurde das Unternehmen von Dr. Douglas Bly geführt, der es gründete. Anschließend führte Herr Fuller das Unternehmen zwanzig Jahre lang persönlich weiter, bis 1896 das heutige Unternehmen nach den Gesetzen des Staates New York mit einem eingezahlten Kapital von 25.000 US-Dollar gegründet wurde. Die Geduld und das Können, die wir im Laufe dieser Jahre an den Tag legten, haben das Glied entwickelt, das wir „The Walk-Easy Leg" nennen, und uns an die Spitze der Hersteller künstlicher Gliedmaßen gebracht. Unser Bestreben bestand stets darin, uns zu verbessern und zu perfektionieren – in jedem Punkt herausragende Leistungen zu erbringen.

Wir sind überzeugt, dass diese Bemühungen auf Zustimmung stoßen. Wir genießen das Vertrauen derjenigen, die unsere Dienste in Anspruch genommen haben. Als weiterer Beweis dafür, dass wir erfolgreich versucht haben, uns hervorzutun, kann man anführen, dass wir der Regierung der Vereinigten Staaten in den letzten zwanzig Jahren trotz aktiver Konkurrenz ein Viertel aller den Rentnern zur Verfügung gestellten Gliedmaßen zur Verfügung gestellt haben. Wir haben auch offiziell die Bundesstaaten Virginia, Georgia, South Carolina und Louisiana beliefert. Darüber hinaus wurde unsere Arbeit von verschiedenen zu diesem Zweck einberufenen wissenschaftlichen Gremien in die erste Klasse eingestuft und erhielt die Unterstützung der berühmtesten Chirurgen der Welt.

Abgesehen von der persönlichen Aussage der Vielzahl im ganzen Land, die von unserer Erfahrung und unserem Können Gebrauch gemacht und sich bereit erklärt hat, Zeugnis für das Gute abzulegen, das wir ihnen getan haben, verweisen wir in Bezug auf unsere finanzielle Leistungsfähigkeit und Zuverlässigkeit auf die Handelsagenturen von Dun oder Bradstreet , oder an jede Bank oder öffentliche Person in unserer Stadt oder Umgebung.

Kaufinteressenten werden gebeten, mit uns zu korrespondieren, damit sie bei Bedarf oder Wunsch ausführlichere Informationen erhalten, als in dieser Arbeit behandelt werden. Wir freuen uns jederzeit über Anfragen und Vorschläge für den Komfort unserer Kunden.

Amputationen

Es ist wahrscheinlich, dass eine solche Veröffentlichung nur von denen gelesen wird, die Gliedmaßen verloren haben, oder von ihren unmittelbaren Freunden. Hier eine Meinung über die Länge des Stumpfes oder die Art der Operation zu äußern, die am besten für die spätere Anwendung einer künstlichen Gliedmaße geeignet ist, wäre von geringem Nutzen und könnte in der Tat dazu führen, dass der Betroffene unzufrieden ist und den Operateur schädigt. Ziel der Amputationen ist die Erhaltung des Lebens. Generell wissen Chirurgen die Wichtigkeit der Operation und ihre Eigenverantwortung zu schätzen. Sie unternehmen es mit Widerwillen. Bei einer solchen Operation treten häufig besondere Anforderungen oder unvorhergesehene Umstände auf, die eine Befolgung der Empfehlungen zur Auswahl eines Amputationspunktes und zur Vorbereitung des Stumpfes für die restaurative Kunst der Prothese unmöglich machen. Dann hat der Chirurg keine andere Wahl, wenn er Leben retten würde. Es ist besser, die Operation nicht zu kritisieren und den Bediener schlecht zu machen, sondern zu glauben, dass unter den gegebenen Umständen die bestmöglichen Ergebnisse erzielt wurden, und dankbar zu sein, dass das Ergebnis nicht schlechter ist.

Behandlung des Stumpfes

Als Vorbereitung für den Einsatz einer Beinprothese und sobald diese so weit verheilt ist, dass sie ohne Schmerzen oder Reizungen durchgeführt werden kann, sollte der Stumpf vom Ende bis zum Knie fest verbunden bleiben, wenn die Amputation darunter oder bis zu diesem liegt der Körper, wenn die Amputation oberhalb des Knies erfolgt. Durch die Bandage wird der Stumpf kleiner und fester, wodurch er sich in einem viel wünschenswerteren Zustand für die Anpassung befindet und der erfolgreiche Einsatz eines Beins sicherer wird. Wenn dies vernachlässigt wird, ist die Wahrscheinlichkeit groß, dass ein weicher, schlaffer Stumpf entsteht, der sich schnell verkleinert, nachdem der Patient mit der Nutzung eines Beins begonnen hat, aber eine erneute Anpassung oder eine unbequeme Menge Füllung in der Pfanne erforderlich ist, um die Schrumpfung auszugleichen Der Stumpf wird notwendig sein, um mit dem geringsten Maß an Leichtigkeit oder Zufriedenheit gehen zu können. Die übrigen Gelenke, insbesondere das Kniegelenk, sollten jeden Tag so viel wie möglich in Bewegung gehalten werden; Dadurch wird verhindert, dass sie anchylos werden (steif und unflexibel). Sollte diese Warnung zu spät kommen und das Gelenk bereits anchylosiert sein, sollte es sanft und schrittweise trainiert und ölige, entspannende Anwendungen aufgetragen werden, bis es gerade und flexibel ist. Eine tägliche kostenlose Nutzung des Kaltwasserbades und kräftiges Einreiben erweisen sich als wohltuend. Durch die Anwendung einer Tannin-Alkohol-Lösung wird die Haut gestärkt, und in vielen Fällen wäre es eine hervorragende Lösung, diese Lösung auch nach dem Einsatz einer Beinprothese weiter zu verwenden.

Wie schnell nach einer Amputation

Es gibt unterschiedliche Meinungen darüber, wie früh ein Ersatz angewendet werden kann. Viele Chirurgen weisen nachdrücklich darauf hin, dass ein künstliches Bein mehrere Monate nach der Vernarbung nicht sicher angepasst werden kann, während andererseits einige Hersteller künstlicher Gliedmaßen behaupten, dass ein Bein zufriedenstellend angepasst werden kann, sobald der Stumpf verheilt ist, egal wenn es erst fünf oder sechs Wochen nach der Amputation ist.

Vieles hängt natürlich vom Zustand des Patienten, seinen Umständen und seiner Konstitution ab. Es kommt häufig vor, dass die Kanten der Lappen sich zwar vereinigt haben und Narbenbildung auftritt, am abgesägten Ende der Knochen jedoch keine Verknöcherung stattgefunden hat, so dass der notwendige Druck und die Spannung auf die umgebenden Integumente und andere angrenzende Teile beim Tragen eines Beins ausgeübt werden unweigerlich zu Unannehmlichkeiten, Irritationen und Schmerzen führen. Aufgrund unserer Erfahrungen und Beobachtungen sind wir daher der Meinung, dass eine Beinprothese in den meisten Fällen nicht innerhalb von *drei Monaten nach der Amputation eingesetzt werden sollte und dass dies nicht erforderlich* ist, wenn die Wundränder am Ende dieser Zeit vollständig verbunden sind *Warten Sie länger*, außer um den Stumpf durch Bandagieren zu verhärten und zu reduzieren, sofern dies noch nicht geschehen ist. Es gibt viele gute Gründe, warum ein Bein so schnell wie möglich nach dieser Zeit angelegt werden sollte (vorausgesetzt, der Stumpf ist verheilt). Der wichtigste Grund ist, dass es nichts gibt, was einen Stumpf und die verbleibenden Gelenke so schnell und effektiv disziplinieren und stärken kann wie die Verwendung einer richtig angepassten Beinprothese.

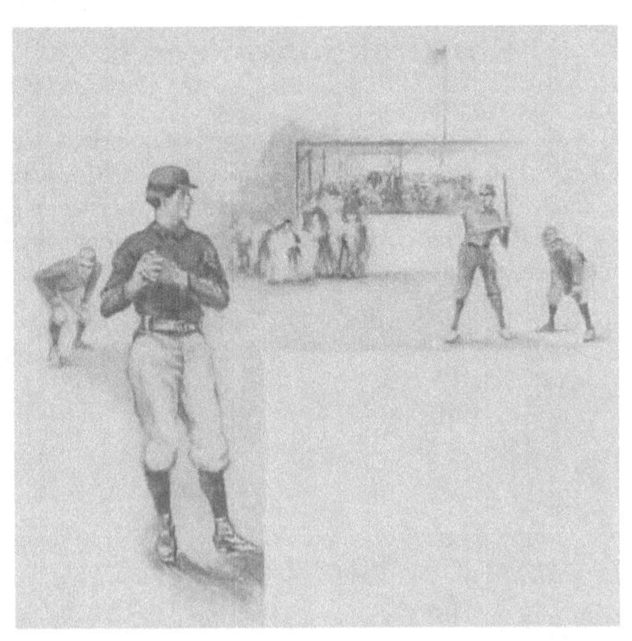

Konstruktionsmaterial

Die für den Bau künstlicher Gliedmaßen verwendeten Materialien sind hauptsächlich robustes englisches Weidenholz, Leder, Metall und Gummi. Wenn die Holzteile in die gewünschte Form gebracht werden, werden sie mit Pergament oder Rohleder überzogen und mit einer fleischfarbenen wasserfesten Emaille versehen.

Künstliche Beine für Kinder

Wenn Kindern durch Unfall oder Krankheit eine oder beide unteren Gliedmaßen verloren gegangen sind, sollten künstliche Beine eingesetzt werden, sobald der Zustand des Stumpfes dies sicher zulässt. Es wird zu allgemein angenommen, dass ein herausgewachsenes Glied keinen weiteren Nutzen hat und dass der Kauf eines künstlichen Beins, bevor das volle Wachstum gesichert ist, eine dumme Ausgabe bedeutet.

Das ist falsch, zumindest was unsere Arbeit betrifft; Es gibt künstliche Beine, deren Verlängerung oder Änderung sehr teuer wäre, aber jedes Bein, das von uns oder unter unserem Namen oder unter unserer Aufsicht hergestellt wird, wird von uns zu einem späteren Zeitpunkt bei Bedarf gegen Aufpreis verlängert fünf Dollar nicht überschreiten und in vielen Fällen drei oder vier Dollar nicht überschreiten. Bei einer Amputation oberhalb des Knies ist es häufig erforderlich, das Bein sowohl oberhalb als auch unterhalb des Kniegelenks zu verlängern. Dies ist mit einem höheren Arbeitsaufwand und damit höheren Kosten verbunden, die Gebühr wird jedoch auf keinen Fall mehr als fünf Dollar betragen.

Für ein sehr kleines Kind würden wir den künstlichen Fuß ein oder zwei Nummern größer als den natürlichen machen; In etwa einem Jahr wird der natürliche Fuß die Größe des künstlichen Fußes erreichen, und es werden einige Monate, vielleicht Jahre vergehen, bis der natürliche Fuß spürbar größer als der künstliche ist. Durch diese Methode bleiben die Füße länger annähernd gleich groß, als dies der Fall wäre, wenn der künstliche Fuß von vornherein auf die gleiche Größe wie der natürliche Fuß gebracht würde. Wenn eine Vergrößerung des Fußes erforderlich ist, kann dies einfach und kostengünstig durchgeführt werden.

Wenn Kindern diese nützlichen Anhängsel nur aus Angst oder der Befürchtung vorenthalten werden, dass sie aus ihnen herauswachsen könnten, wird ihnen eine bleibende Ungerechtigkeit zugefügt. Bei längerem Gebrauch von Krücken besteht eine große Gefahr von Deformationen und Krankheiten, insbesondere in einem zarten und anfälligen Alter. und die natürlichsten, leichtesten und anmutigsten Geher auf künstlichen Beinen sind diejenigen, die damit beginnen, sie in der Jugend zu benutzen; Die Gewohnheit entwickelt sich gründlich, und die kontinuierliche Anwendung von Kindheit an entwickelt und stärkt die Muskeln und Gelenke auf eine wirksamere Weise, als dies mit jedem anderen Verfahren oder jeder anderen Behandlung erreicht werden kann.

Gewicht der künstlichen Gliedmaßen

Es ist nicht möglich, das Gewicht künstlicher Beine unter ein bestimmtes Maß zu reduzieren, ohne Einbußen bei Festigkeit und guten Trageeigenschaften hinnehmen zu müssen. Das von uns konstruierte Bein wiegt zwischen 2 und 5,5 Pfund, aber in einigen besonderen Fällen, in denen extreme Festigkeit erforderlich ist, kann dieses Gewicht überschritten werden. Viel hängt jedoch vom Gewicht und der Beschäftigung des Trägers ab. Viele Beine anderer Marken, die nicht schwerer sind als unsere, erfordern einen größeren Kraftaufwand beim Tragen und Schwingen, da die Wirkung der Gummifeder im hinteren Teil unseres Beins wesentlich dabei hilft, das Bein beim Gehen nach vorne zu tragen. Dies entlastet den Stumpf von der Kraft, die sonst zum Schwingen erforderlich wäre. Unser Ziel ist es, ausreichend Gewicht um die Gelenke herum zu haben, um sie sicher zu stützen; An anderen Stellen, an denen keine Festigkeit erforderlich ist, bleiben sie lediglich eine Hülle. Das Gewicht eines künstlichen Arms ist viel geringer und liegt zwischen einem halben und anderthalb Pfund.

Haltbarkeit künstlicher Gliedmaßen

Der Beruf des Trägers hat viel mit der Haltbarkeit einer Beinprothese zu tun, aber noch mehr hängt von der Pflege und Aufmerksamkeit ab, die ihm zuteil wird. Wir wissen von Gliedmaßen, die seit achtzehn oder zwanzig Jahren ständig im Einsatz sind und zweifellos noch mehrere Jahre gute Dienste leisten können, und von anderen, die in jeder Hinsicht gleich gut gemacht sind und aufgrund von Vernachlässigung und Missbrauch nur drei oder vier Jahre gehalten haben . Dies sind jedoch die Extreme. Die durchschnittliche Haltbarkeit einer Beinprothese schätzen wir auf sieben bis acht Jahre. Künstliche Arme, die nicht der Belastung und Abnutzung eines Beins ausgesetzt sind, halten viel länger, die durchschnittliche Zeit ist, sagen wir, doppelt so lang wie die eines Beins. Es sollte jedoch bedacht werden, dass sie lediglich eine mechanische Nachahmung der Natur sind und die gleiche Aufmerksamkeit erfordern wie alle anderen Mechanismen, und dass es sich lohnt, sie jederzeit sauber und in gutem Betriebszustand zu halten, und dass die Je besser die Pflege, desto besser und nachhaltiger wird der Service sein.

NOTIZ. – Während wir diesen Artikel vorbereiteten, forderte uns Herr John S. Havens aus Plainwell, Michigan, auf, ein künstliches Bein zu tragen, das im Frühjahr 1864 in dieser Fabrik hergestellt wurde, und das Bein ist immer noch in ausgezeichnetem Zustand.

So gehen Sie bei der Beinbestellung vor

Bei vielen herrscht der weitverbreitete Irrtum vor , dass künstliche Gliedmaßen in voller Vielfalt und Vielfalt vorrätig sind und man nur anrufen, eine solche kaufen und sie abnutzen muss, so wie man es mit einem Paar tun würde von Stiefeln oder Schuhen. Künstliche Beine werden nur auf Bestellung gefertigt und es ist wünschenswert, dass der Patient ein oder zwei Tage in der Fabrik anwesend ist, um das Bein anpassen zu lassen und es gründlich und zufriedenstellend auszuprobieren. Schreiben Sie uns und geben Sie dabei alle Einzelheiten des Falles an – Zeitpunkt der Amputation, ob unterhalb oder oberhalb des Knies, Länge und Zustand des Stumpfes usw. Geben Sie auch den Preis an, den Sie für ein Bein zahlen möchten, und ob dies umsetzbar ist oder nicht dass Sie hierher kommen und es montieren lassen. Wenn Sie die Möglichkeit haben, hierher zu kommen, nennen Sie uns einen Tag, an dem dies für Sie am günstigsten ist, und wir sind dann für Sie bereit. Geben Sie nach Möglichkeit auch die Tageszeit und die Route an, auf der Sie in Rochester ankommen. Wenn Sie in der Saison nicht in der Lage sind, uns per Post zu benachrichtigen, tun Sie dies bitte per Telegraph. Wir werden Sie dann von jemandem am Bahnhof abholen. Hier wird ein Schuh für den künstlichen Fuß benötigt. Ihre Anwesenheit wird ein bis zwei Tage dauern, abhängig von der Schwierigkeit bei der Montage und der Anzahl der Bestellungen, die wir haben. Während dieser Zeit haben Sie Gelegenheit, das Bein anzulegen und es im Gelände gründlich auszuprobieren. Nachdem Sie mit dem Test zufrieden sind, können Sie nach Hause zurückkehren und das Bein wird in etwa zehn Tagen fertiggestellt und an Sie weitergeleitet. Wenn Sie lieber bleiben und es zu Hause tragen möchten, wird es in etwa einer Woche fertig sein. Ausgezeichnete Hotelunterkünfte sind für einen Dollar pro Tag oder fünf Dollar pro Woche erhältlich.

Künstliche Beine aus Maßen herstellen

Zum Nutzen von Personen, die sich nicht die Kosten und Unannehmlichkeiten einer Reise zur Fabrik aufbürden möchten, haben wir eine Tabelle für Maße und Anweisungen für die Erstellung von Profilen und Gips erstellt Formen usw., die alle Schwierigkeiten und Kosten eines persönlichen Besuchs überflüssig machen. Um den Erfolg doppelt zu sichern, legen wir, wenn es gewünscht wird, das Bein ins Ungewisse und leiten es zur Probe weiter; Dies gibt die gleiche Gelegenheit, es auszuprobieren, die man hier hätte. Das Bein kann dann mit Hinweisen zu eventuell erforderlichen Änderungen an uns zurückgesendet werden. Zwar fallen für den Transport der Etappe einige Kosten an, aber im Vergleich zu den Kosten einer Reise hierher sind sie gering. Ein guter Teil unserer Aufträge wird auf diese Weise ausgeführt, und das mit konstantem Erfolg. Sie müssen in der Tat keine Angst oder Zögern haben, uns Bestellungen für die Anfertigung künstlicher Beine nach Maß zu senden, da wir *eine Passgenauigkeit garantieren* . Sollte sich das Gegenteil beweisen, werden wir die erforderlichen Änderungen unentgeltlich vornehmen.

Garantie

Im Folgenden finden Sie eine Kopie der Garantie, die jedem Bein beiliegt. Die Dauer der Garantie hängt vollständig vom gezahlten Preis ab. Sehen Sie sich die Preise der verschiedenen Stile an.

ROCHESTER, NY , _________ 19___.

In Anbetracht der Summe von __ Dollar, die wir von _______ von _______ für ein künstliches Bein erhalten haben, garantieren wir hiermit Folgendes: Für den Fall, dass ein Teil des Beins aufgrund von schlechtem Material oder schlechter Verarbeitung brechen oder nachgeben sollte Innerhalb von __ Jahren ab dem Datum dieser Vereinbarung verpflichten wir uns, die Reparatur kostenlos durchzuführen, vorausgesetzt, dass das Bein oder ein Teil davon, der repariert oder ersetzt werden muss, unverzüglich an uns zurückgesendet wird, sobald ein Mangel festgestellt wird. und auf Kosten des Eigentümers. Es ist nicht die Absicht dieser Garantie, den unvermeidbaren Verschleiß des Beins oder Bruch, der durch Unfall, Vernachlässigung oder Missbrauch verursacht wurde, kostenlos zu ersetzen.

Preise

Unsere Preise sind so gestaffelt, dass es jedem möglich ist, sich eines dieser zuverlässigen Gliedmaßen zu sichern. Sie richten sich ausschließlich nach der Qualität der Arbeit und der Zeit, für die das Glied garantiert ist, und stehen in einem genauen Verhältnis dazu die Produktionskosten und die voraussichtlichen Reparaturkosten während der Garantiezeit. Wir haben Pläne, die wir jedem, der mehr darüber wissen möchte, gerne erläutern werden, um diese Gliedmaßen ohne jeglichen Geldaufwand zu erhalten. Einfach ein wenig Zeit und beharrliche Arbeit investieren. Partituren haben sich auf diese Weise Gliedmaßen verdient.

Überweisungen

Sollte per Express, Post oder Express-Zahlungsanweisung, Einschreiben oder New Yorker Wechsel erfolgen, je nachdem, was für den Absender am bequemsten ist.

Bedingungen

Es ist bei uns, wie bei allen Herstellern von Spezialgeräten dieser Art, üblich, als Garantie für Treu und Glauben jeweils eine Barkaution zu verlangen. Wenn der Käufer zum Zweck der Anpassung eines Gliedes im Werk anwesend ist, kann das Glied vor der Zahlung einer Probeprobe unterzogen werden; Wenn die Passform und der Test zufriedenstellend sind, wird die Hälfte des Preises verlangt. Wenn Gliedmaßen anhand von Maßen angefertigt werden, ohne dass der Patient in der Fabrik anwesend sein muss, muss der Bestellung die Hälfte des Preises der bestellten Gliedmaße beigefügt werden. In beiden Fällen wird das fertige Glied per Express-Nachnahme geliefert, mit dem Vorrecht der Prüfung und Erprobung vor Zahlung der Restzahlung.

Eine sorgfältige Betrachtung der folgenden Fakten sollte jeden fair denkenden Menschen davon überzeugen, dass dieser Plan nicht nur vernünftig und gerecht, sondern auch absolut notwendig ist.

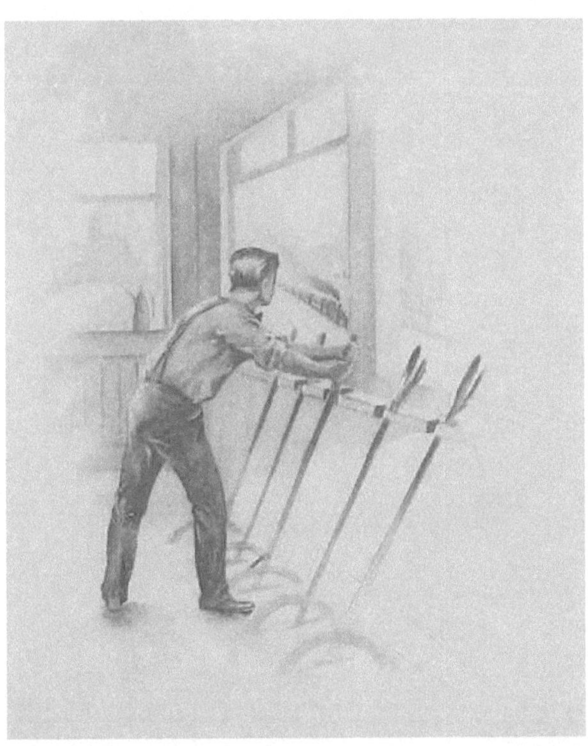

Jedes Glied wird ausdrücklich auf Bestellung für eine bestimmte Person angefertigt, und wenn es fertig ist, ist es für niemanden außer der Person, für die es hergestellt wurde, von geringem oder gar keinem Wert. Es erfordert ein gewisses Maß an Geduld und Ausdauer, um die Unbeholfenheit und mögliche Enttäuschung zu überwinden, die mit dem ersten Versuch eines künstlichen Glieds einhergeht, und wenn es seitens des potenziellen Käufers keine Verpflichtung und kein Opfer gibt, sofern das Glied nicht angenommen wird, Es besteht die Möglichkeit, dass es abgelehnt wird, und der Hersteller wird ohne Verschulden seiner Arbeit zum Verlierer. Andererseits sorgt die für das Glied geleistete Anzahlung dafür, dass sich der Käufer sehr beharrlich darum bemüht, es zu tragen, was zu Erfolg und Zufriedenheit führt.

, jederzeit innerhalb einer angemessenen Frist nach Fertigstellung alle erforderlichen Änderungen vorzunehmen, um eine komfortable Nutzung des Gliedes zu gewährleisten .

Ratenzahlungen

Wir können ein Glied dauerhaft anfertigen und Ratenzahlungen dafür nur unter folgenden Bedingungen akzeptieren: Bei Zahlung des halben Preises des Glieds bei der Bestellung kann der Restbetrag in Beträgen und zu Zeiten – sofern angemessen – angemessen gezahlt werden Käufer; Sagen wir, fünf Dollar jeden Monat bis zur Bezahlung, vorausgesetzt, dass diese Zahlungen durch von einem zuverlässigen Geschäftsmann ausgestellte oder bestätigte Banknoten oder eine andere ebenso gute Sicherheit abgesichert sind. Wir sind durchaus bereit, wie angegeben Zeit für eine Teilzahlung zu geben, müssen jedoch darauf bestehen, dass wir ausreichend gegen Verluste aus jedwedem Grund abgesichert sind, und wir können keinen Vorschlag in Betracht ziehen, in dem dies nicht vorgesehen ist.

Schriftlich

Beschreiben Sie Ihren Fall so klar und kurz wie möglich und geben Sie an, ob die Amputation oberhalb oder unterhalb des Knies oder Ellenbogens erfolgt, wann die Amputation durchgeführt wurde, Länge und Zustand des Stumpfes, Ihr Alter, Gewicht und Beruf, und wenn ja, ob Sie jemals eine künstliche Gliedmaße getragen haben Geben Sie an, wie lange und welche Marke bzw. Marke Sie benötigen, und achten Sie darauf, Ihren Namen und Ihre Adresse klar und deutlich anzugeben und dabei das Postamt, den Landkreis und das Bundesland anzugeben. Alle Anfragen zum Thema künstliche Gliedmaßen werden von uns nach bestem Wissen und Gewissen umgehend beantwortet und Auskunft gerne weitergegeben.

Künstliche Gliedmaßen für US-Rentner

Jeder Offizier oder angeworbene oder angeheuerte Mann, der im Militär- oder Marinedienst der Vereinigten Staaten eine Gliedmaße verloren hat oder eine Gliedmaße benutzt hat, hat Anspruch darauf, alle drei Jahre ein künstliches Glied oder einen künstlichen Apparat zu erhalten. Der notwendige Transport zur Manufaktur und der Rückweg auf dem gebräuchlichsten und direktesten Weg wird denjenigen, die dies wünschen, zum Zweck der Anbringung künstlicher Gliedmaßen zur Verfügung gestellt, jedoch nur zu diesem Zweck. Schlafwagenunterkünfte werden auf Anfrage zur Verfügung gestellt.

Im März 1891 wurde das Gesetz dahingehend geändert, dass ein künstliches Glied alle drei Jahre statt wie zuvor alle fünf Jahre zugelassen wurde. Die Zeitverkürzung trat auf verschiedene Weise in Kraft, sollte jedoch ab dem 1. März 1891 gezählt werden. Das Gesetz wirkt auf drei Arten:

Erste. Diejenigen, die am oder nach dem 3. März 1888 Anspruch hatten, haben ab diesem letzten Datum alle drei Jahre Anspruch darauf.

Zweite. Diejenigen, die zwischen dem 3. März 1886 und dem 3. März 1888 Anspruch hatten, erhielten ab dem 3. März 1891 erneut Anspruch, und zwar alle drei Jahre ab diesem Datum.

Dritte. Diejenigen, die vor dem 3. März 1886 Anspruch hatten, hatten fünf Jahre nach diesem Datum und erneut alle drei Jahre Anspruch darauf.

Auf Wunsch eines Soldaten nennen wir ihm das genaue Datum, ab dem er Anspruch auf einen Truppenteil- oder Kommutierungsbefehl hat.

Jeder Offizier und Soldat hat die Wahl, entweder ein Glied oder den Gegenwert in Geld zu erhalten. Jeder, der Gliedmaßen möchte, wird davon profitieren, wenn er eines von der Regierung nimmt, da die Regierung den Transport zur und von der Manufaktur übernimmt, dessen Kosten in vielen Fällen dem Wert des Glieds entsprechen. Darüber hinaus verlangt die Regierung von jedem Hersteller, dass er für seine Arbeit und das verwendete Material eine Garantie abgibt. Der Soldat, der sein Geld abzieht und sich ein Glied kauft, verliert alle diese Vorteile. Viele Hersteller von Gliedmaßen raten den Soldaten, das Geld abzuziehen und sie dann zu kaufen, so dass sie nicht verpflichtet sind, der Regierung eine Garantie für ihre Gliedmaßen zu geben oder eine Bürgschaft dafür zu geben.

Im Auftrag der Regierung stellen wir Beine und Arme für alle Arten von Amputationen zur Verfügung. Die notwendigen Rohlinge, auf denen die Anträge für Gliedmaßen und Transportmittel gestellt werden sollen, werden jedem Soldaten auf Antrag ausgehändigt.

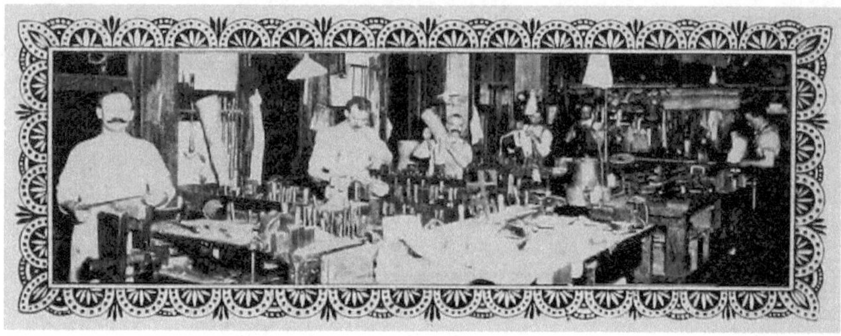

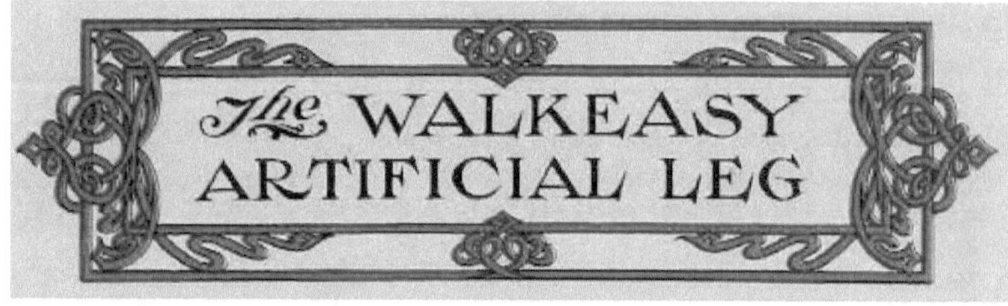

Die neuesten Fortschritte in der Konstruktion künstlicher Gliedmaßen

Das WALKEASY- Bein ist eines der neueren Produkte aus der langen Liste unserer künstlichen Gliedmaßen. Der Name bedeutet mehr, als die breite Öffentlichkeit normalerweise annimmt, und wird nur von denen so verstanden, wie er sein sollte, die das Pech haben, ein künstliches Bein zu benötigen, das die im Namen Walkeasy angegebenen Anforderungen ERFÜLLT . Das neue Standbein so zu gestalten, dass dieser Name wirklich erhalten bleibt, wird in jedem Fall unser Ziel und unser Bemühen sein.

Da das Gewicht des Körpers unter hohem Druck auf das künstliche Bein ausgeübt wird und sich von Null auf das gesamte Körpergewicht und manchmal auf das Doppelte dieses Gewichts oder mehr verändert, würde das kleinste bisschen Scheuern oder Reibung bald Schmerzen verursachen und könnte so weit fortbestehen, dass das Glied nicht mehr nützlich wäre und darüber hinaus eine Quelle großer Verletzungen für den Träger wäre. Die Amputation eines Beins erfordert daher seitens des künstlichen Beins ein doppeltes Maß an Verantwortung; Das Glied muss nicht nur bequem in den verbleibenden verstümmelten Teil des Beins passen, sondern auch die allgemeine Bewegung mehr oder weniger perfekt reproduzieren. Dabei handelt es sich um heikle Merkmale bei der Herstellung künstlicher Gliedmaßen, die in keiner Weise perfekter reproduziert werden als beim WALKEASY- Bein.

WALKEASY- BEIN darstellt, sind nicht nur theoretischer Natur. Wir haben jahrelang in aller Stille mit ihnen experimentiert, nicht nur im Geschäft, sondern sie wurden von Trägern verschiedener Berufe und Berufe in die Praxis umgesetzt – die richtige Art, ein Gerät dieser Art zu testen; andernfalls würden wir es nicht wagen, unseren Ruf durch ihren Erfolg aufs Spiel zu setzen.

WALKEASY- FUß vereint die bewährtesten Vorzüge der gewöhnlichen Gummi- und Holzfüße . Die üblicherweise konstruierten Gummi- und Holzfüße besitzen zwar wünschenswerte Eigenschaften, sind jedoch in vielen Fällen anstößig und ungeeignet – der Gummifuß wegen seines starren, bewegungslosen Knöchels und der Holzfuß wegen des harten, unnachgiebigen, federlosen Materials aus dem es aufgebaut ist. Beim WALKEASY- Fuß wurde auf beide Merkmale gänzlich verzichtet und die wünschenswerten Merkmale beibehalten.

Im Folgenden sind die äußerst wünschenswerten Merkmale des WALKEASY- Beins aufgeführt, deren Kombination bei keinem anderen hergestellten künstlichen Bein zu finden ist:

Erste. Die herausnehmbare Schwammgummisohle des Fußes sorgt für einen weichen, geräuschlosen Auftritt, schneidet die Strümpfe nicht ein, verleiht dem Schuh ein natürliches Aussehen, entlastet den Träger von großen Belastungen und Erschütterungen beim Gehen, unterstützt die Knöchelfedern erheblich in ihrer Wirkung, Es sorgt für eine verbesserte, lebensechte Bewegung und verringert die Wahrscheinlichkeit eines Bruchs eines Teils des Beins erheblich.

Zweite. Das nachgiebige Gummi an der Unterseite des Fußes sorgt für eine leichte seitliche oder seitliche Bewegung, die für alle praktischen Zwecke ausreicht.

Dritte. Das Sprunggelenk ist stark konstruiert. Eine aus Fasern bestehende Substanz , in die Plumbago (schwarzes Blei) eingearbeitet ist, wird als Lager für den Knöchelbolzen oder Zylinder verwendet und sorgt für eine schmierende und höchst zufriedenstellende Verbindung.

Vierte. Die Moosgummi- oder Filzsohle lässt sich bei Abnutzung oder Bruch einfach und schnell entfernen und kostengünstig erneuern oder reparieren, ohne dass ein neuer Fuß angeschafft werden muss.

Fünfte. Kein mechanisches Zehengelenk, die Flexibilität des Gummis oder Filzes sorgt für die gewünschte Bewegung.

Sechste. Die Bänder oder Sehnen haben keinen Kontakt mit Oberflächen, die Reibung oder Verschleiß verursachen könnten, und sind so verstellbar, dass sie dem Sprunggelenk jede gewünschte Beweglichkeit verleihen.

Siebte. Kniegelenke für Amputationen unterhalb des Knies, mit vier Lagern, konischen Phosphorbronze-Buchsen und konischen Bolzen, die eine größtmögliche Verschleißfläche bieten und die geringstmögliche Schmierung erfordern.

Achte. Der Käufer hat die Wahl zwischen einem Holzschaft, einem Lederschnürschaft oder dem NEVERCHAFE- Federschaft, je nachdem, was für die Besonderheiten seines Falles am besten angepasst und am besten geeignet ist. Für Amputationen unterhalb des Knies ist ein zusätzlicher Aufsatz zur Verwendung vor Ort im Lieferumfang enthalten des Kniegelenks und des Oberschenkelschnürers, und zwar zu einem Zeitpunkt, zu dem es dem Träger passt, es auszuprobieren.

Das beste Produkt dieser Linie sollte, wenn es im Rahmen der Möglichkeiten des Käufers liegt, das gewählte sein; Aber obwohl das WALKEASY-Bein über so viele hervorragende Eigenschaften verfügt, ist es nicht teurer als das durchschnittliche Produkt anderer Hersteller. Darüber hinaus ist unsere

Garantie, dass wir, wenn es dem Träger nicht gelingt, das zu verwirklichen, was ihm versprochen wurde, mehr als bereit sind, ohne Aufpreis den Punkt der Perfektion zu sichern und ihn für den Träger zu seinem Ideal und nicht zu unserem zu machen.

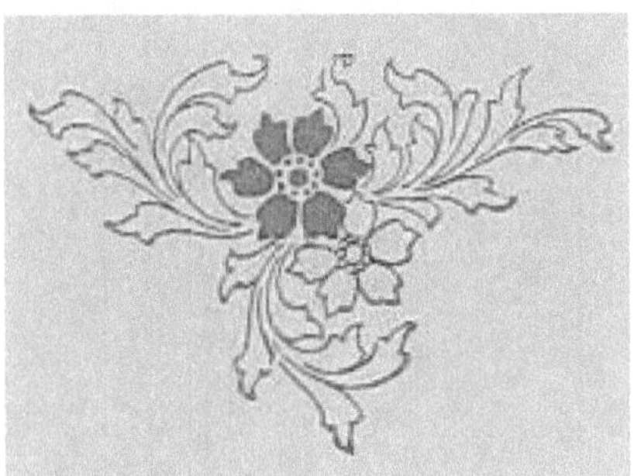

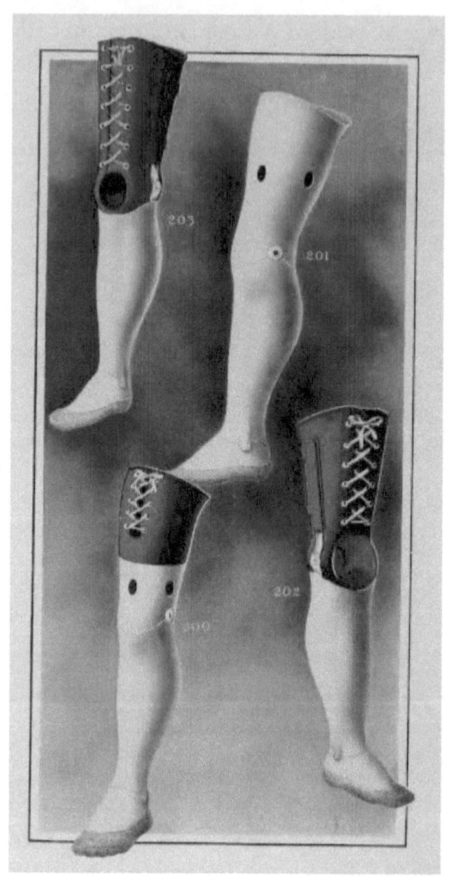

NUMMER 200

WALKEASY- Bein für Amputationen oberhalb des Knies, mit verstellbarer Lederschnürung; jede gewünschte Art von Hosenträgern. Preis 100 $. Fünf Jahre Garantie.

NUMMER 201

WALKEASY- Bein für Amputationen oberhalb des Knies, mit Holzsockel; jede Art von Hosenträgern; Auch NEVERCHAFE- Steckdose, auf Wunsch ohne Aufpreis. Preis 100 $. Fünf Jahre Garantie.

NUMMER 202

WALKEASY -Kniestützbein, Ledersockel; Wird bei sehr kurzem Stumpf unterhalb des Knies oder bei einem unflexiblen Kniegelenk verwendet. Falls gewünscht, Holzsockel anfertigen. Preis 100 $. Fünf Jahre Garantie.

WALKEASY Endlagerbein für Kniegelenkamputation, Lederschaft; Auf Wunsch wird die Fassung aus Holz gefertigt. Preis 100 $. Fünf Jahre Garantie.

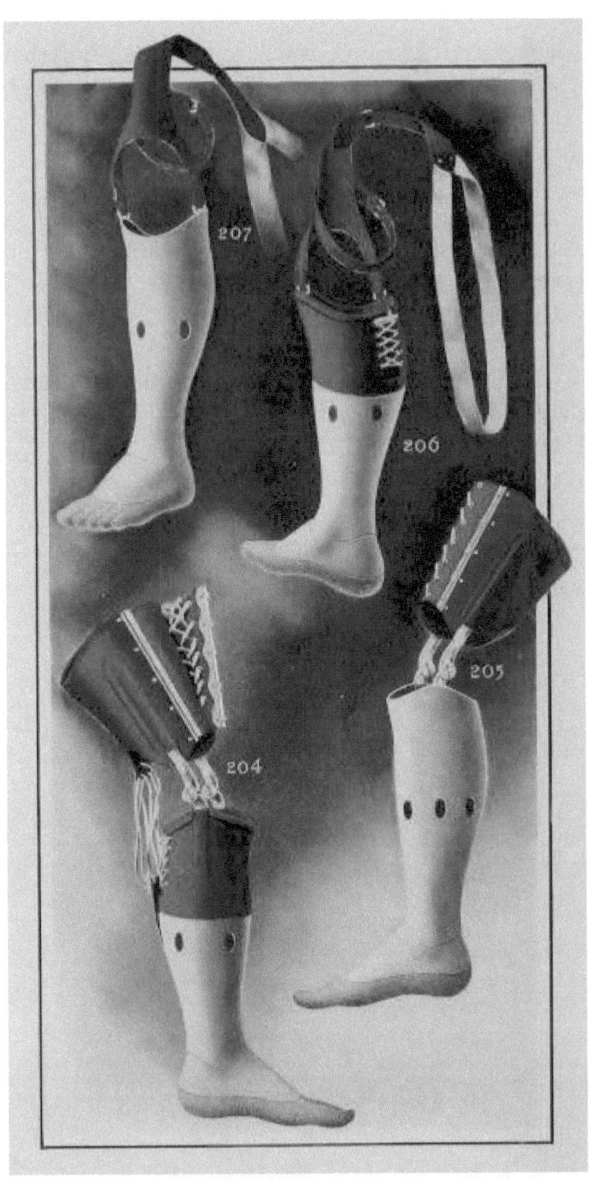

NUMMER 204

WALKEASY- Bein mit verstellbarer Lederschnürung, für Amputationen unterhalb des Knies; Oberschenkelschnürer mit Verschluss; jeder andere verwendete Stil. Preis 100 $. Fünf Jahre Garantie.

NUMMER 205

WALKEASY- Bein mit Holzsockel, für Amputationen unterhalb des Knies; NEVERCHAFE- Steckdose auf Wunsch ohne Aufpreis nutzbar. Preis 100 $. Fünf Jahre Garantie.

NUMMER 206

WALKEASY- Bein mit Lederschnürung, ohne Kniegelenk oder Oberschenkelauflage, für Amputation unterhalb des Knies; nicht für kurze Stümpfe geeignet. Preis 75 $. Fünf Jahre Garantie.

NUMMER 207

WALKEASY- Bein mit Holzsockel, ohne Kniegelenk und Oberschenkelauflage, für Amputation unterhalb des Knies; nicht für kurze Stümpfe geeignet; NEVERCHAFE- Steckdose auf Wunsch ohne Mehraufwand einsetzbar. Preis 75 $. Fünf Jahre Garantie.

Schnittansicht des verbesserten Walkeasy-Beins

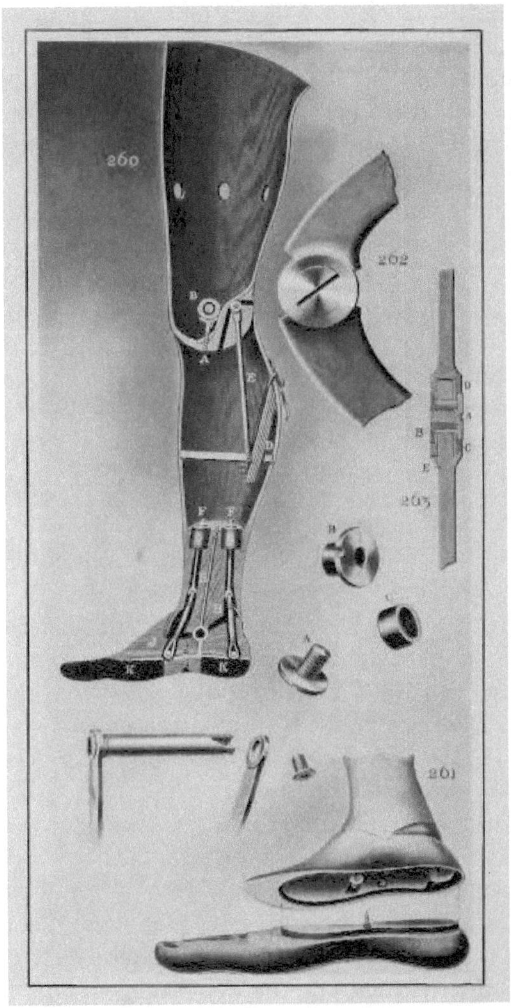

Nr. 260. Am Knöchelgelenk wurden einige Änderungen vorgenommen, aber die bemerkenswerten Modifikationen sind ein Fuß mit dicker herausnehmbarer Schwammgummisohle, KK, anstelle des mit Gummi überzogenen Kerns; für Oberschenkelamputationen eine verstellbare Stahl-Knieschnur und ein Federkolben, kombiniert in einem Stück, E, und Kniegelenkspanner, A.

Die herausnehmbare Sohle gibt uns die Möglichkeit, den oberen Teil des Fußes mit einem Rohlederbezug zu verstärken. Zwischen dem Holzteil J und dem Gummi K am Zehenteil sind Schichten aus Segeltuch und Sohlenleder angebracht, um ein Brechen oder Hochdrehen der Spitze zu verhindern. Dies ist jedoch in den meisten Fällen kaum notwendig, wir betrachten es jedoch als zusätzlichen Schutz. Bei mit Gummi überzogenen Kernen bricht der Gummi zuerst von der Oberseite des Kerns im Zehenbereich ab, was dazu führt, dass sich die Spitze nach oben dreht und kaum eine Chance bleibt, sie zufriedenstellend zu reparieren, ohne einen neuen Fuß anzufertigen. Mit der Gummisohle kann das nicht so gut passieren, da sich oberhalb des Holzes kein Gummi befindet, der abbrechen könnte. Sollte es jedoch aus irgendeinem Grund erforderlich sein, den Gummi zu erneuern, kann die Sohle durch einfaches Herausdrehen einer Schraube an der Unterseite des Fußes entfernt und eine neue Sohle oder ein Teil einer Sohle mit geringem Aufwand ohne Einsendung angebracht werden Bein zu uns, da wir ein Muster jedes einzelnen angefertigten Fußes aufbewahren. Die größere Sicherheit, mit der die Schnurenden und die Knöchelgelenkstangen an Ort und Stelle gehalten werden, und die bequeme Möglichkeit, an sie heranzukommen, sind weitere Pluspunkte, die die Änderung loben. Siehe Nr. 261.

Die Kombination aus Knieschnur und Feder besteht aus einer Stahlstange, die am Gelenk sorgfältig mit einer Buchse versehen ist und durch eine Hickorystange in der Wade des Beins verläuft, mit einer dicken, weichen Lederscheibe auf der Stange unter der Stange und einer Mutter am Ende der Stange Diese lässt sich mit Daumen und Finger durch die Löcher an der Rückseite des Beins erreichen und ermöglicht so eine einfache Längenverstellung. Für die Kniefeder wird ein entsprechend geschütztes schweres elastisches Gewebe über das Ende der Stange gestülpt und von der Außenseite des Beins mit Wildlederschnüren eingestellt; Wenn das Bein beim Gehen gebeugt wird, wird die Stange durch die Hickorystange gedrückt, wodurch das Netz gedehnt wird und der untere Teil des Beins nach vorne in die Position für den nächsten Schritt gezwungen wird. Wenn der untere Teil des Beins im rechten Winkel zum Oberschenkel gebeugt wird, wie beim Sitzen, wird der Federdruck automatisch nachgelassen. Diese Änderung vereinfacht die Kniegelenkkonstruktion, ist leichter und bequemer in der Einstellung.

Feigen. 262 und 263 zeigen ein neues Kniegelenk zur Amputation unterhalb des Knies. Dies ist das neueste und entschieden kompakteste, leichteste und zugleich verschleißfesteste Gelenk, das wir je eingesetzt haben, abgesehen vom Kugelgelenk, und wird auf jeden Fall empfohlen.

In der Regel werden Gelenke mit mittlerem Gewicht verwendet. Ein schwereres Gelenk desselben Musters wird jedoch verwendet, wenn der

Träger ungewöhnlich schwer ist oder ein besonders starkes Gelenk wünscht und das zusätzliche Gewicht nichts ausmacht. Lassen Sie uns sehen, ob wir seine Einzigartigkeit so beschreiben können, dass er verstanden wird.

Der Kopf des Gelenks ist sehr dünn (drei Achtel Zoll), sodass die Hose reibungslos sitzen kann. Gleichzeitig ist die Verschleißfläche so groß wie bei einer gewöhnlichen Fuge mit doppelter Dicke. C ist eine konische Buchse aus Phosphorbronze (das härteste Metall), die in ein konisches Loch eingesetzt wird. B ist ein konischer Bolzen, der in ein konisches Loch in der Buchse passt; Beim Einziehen mit der Schraube A verkeilt sich die Buchse fest im männlichen Gelenkkopf E, sodass sie praktisch ein Teil dieses männlichen Gelenkkopfes ist. Beim Schwingen des Beins wirkt sich die Bewegung bzw. der Verschleiß auf den Bolzen B innerhalb der Konusbuchse aus, wodurch so viel Verschleißfläche entsteht wie bei einem Gelenk mit männlichem Kopf, das so dick ist, wie diese Buchse lang ist. Vielleicht ist es besser zu verstehen, wenn man sich auf getrennte Schnitte des Bolzens B und der Buchse C bezieht und angibt, dass sich der Bolzen nur innerhalb der Buchse dreht oder bewegt und dass außer zwischen diesen beiden Teilen keine Verschleißfläche vorhanden ist.

Die Teile A, B und C sind alle auf eine Größe abgestimmt und austauschbar. Jeder aus dem Lagerbestand entnommene Artikel passt ohne besondere Montage auf jeden Gelenkkopf dieses Musters, so dass er bei Verschleiß bequem ausgetauscht werden kann.

Der Haberl-Patentfuß mit Tarsalartikulation

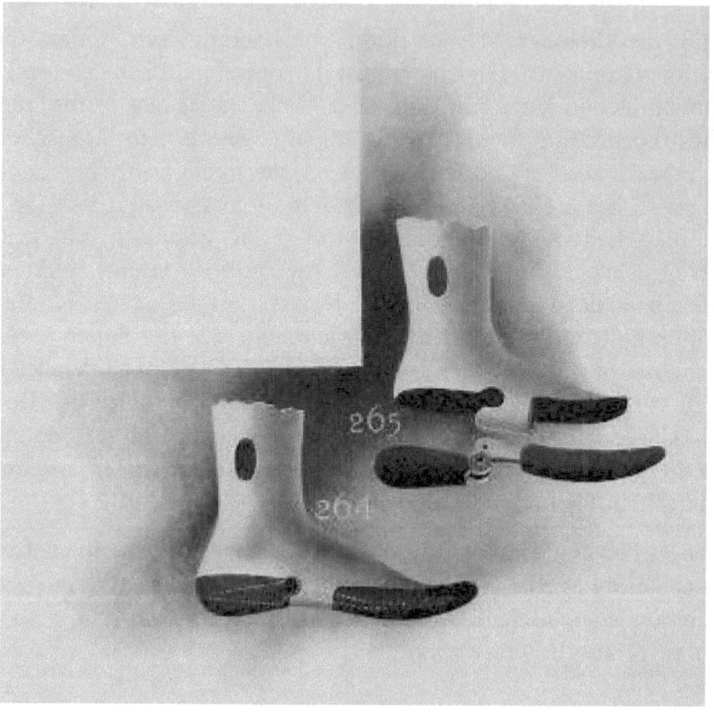

Die Neuheit dieser Erfindung besteht darin, dass sich der Gelenkpunkt in der Nähe der Fußsohle und nicht am Knöchel befindet. Er ermöglicht nicht so viel Bewegung wie der Knöchelfuß, ist aber dem starren Knöchel ohne Gelenk deutlich überlegen. Der Aufbau ist so einfach, dass kaum Erklärungen erforderlich sind. Die gestrichelten Linien in Nr. 264 stellen Hickory-Platten dar, die mit Moosgummi überzogen sind, und Nr. 265 zeigt die Art und Weise, wie die Teile zusammengefügt werden. Der Fersenteil wird in das runde Loch in der Fußmulde gesteckt, und das Teil, das den Platz des Ballen- und Zehenteils des Fußes einnimmt, wird durch den Fersenteil geführt, wie in Nr. 264 durch gestrichelte Linien dargestellt, und mit ihm verriegelt einen Stahlstift, der ein komplettes Scharnier ergibt. Im Finish werden die Moosgummiteile mit Wildleder oder Ziegenleder überzogen. Die gesamte Anordnung ist so einfach, dass die Wahrscheinlichkeit, dass Reparaturen erforderlich sind, die der Träger nicht selbst durchführen kann, sehr gering ist, und die Leichtigkeit und die geringen Kosten, mit denen die Teile erneuert werden können, empfehlen es allen, die ein starkes, brauchbares Bein benötigen. Es scheint ein Favorit unter Bergleuten und anderen zu sein, die raue, schwere Arbeit leisten und es ausprobiert haben.

Im Rahmen eines Vertrags mit dem Patentinhaber haben wir das ausschließliche Recht, diesen Fuß in den Vereinigten Staaten und Kanada herzustellen. Wir haben viele davon hergestellt und bisher von keinem der Träger die erste Beschwerde gehört. Mit diesem Fuß können Schnürsenkel aus Holz oder Leder verwendet werden. Preis für ein Bein mit Haberl-Fuß, für jede Amputation oberhalb des Knöchels, 75 $, mit fünfjähriger Garantie.

NOTIZ. — Dieser Fuß ist in den USA, Großbritannien, Kanada, Deutschland, Frankreich und Spanien patentiert.

Aufsatz zur Verwendung anstelle von Oberschenkelschnürer und Kniegelenk

In den meisten Fällen einer Amputation unterhalb des Knies ist es bei gesundem und ausreichend langem Stumpf möglich, ein Bein ohne das Stahlkniegelenk und die Oberschenkelstütze bequem zu benutzen. Viele äußern den Wunsch, ein Bein dieser Art auszuprobieren, scheuen sich aber davor, ein so konstruiertes Bein zu haben, weil sie befürchten, dass es dazu führen könnte, ständig das gesamte Gewicht auf sich zu nehmen oder auf dem Stumpf zu lasten, ohne dass eine Entlastung vorgesehen ist. Für diejenigen, die nach Belieben und nach Belieben ein Bein ohne Oberschenkelstütze ausprobieren möchten, stellen wir den Aufsatz Nr. 211 her. Der Oberschenkelschnürer und die oberen Gelenke können entfernt werden, indem die Kniegelenkbolzen herausgenommen und durch diesen Aufsatz ersetzt werden. In solchen Situationen und bei solchen Arbeiten, in denen die Oberschenkelstütze wünschenswerter wäre, kann sie problemlos ausgetauscht werden. Dieser Aufsatz ist ohne Aufpreis im WALKEASY- BEIN für 100 US-Dollar enthalten ; mit jedem anderen Beintyp, Preis 5 $.

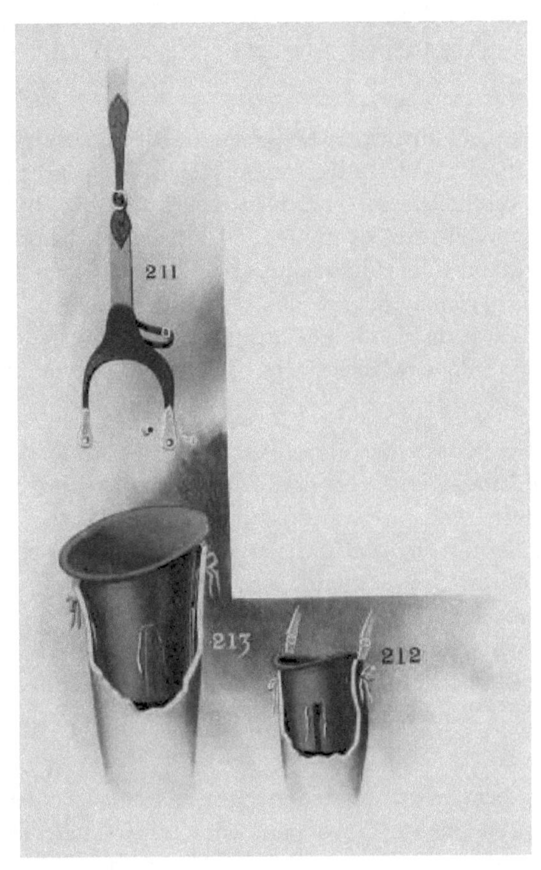
211
213
212

Neverchafe Federsockel

Hierbei handelt es sich um einen Lederschaft , der über einen Gipsabdruck des Stumpfes geformt und an der Innenseite eines Holzschaftes oder einer Holzschale mit verstellbarem Gummigewebe so befestigt ist, dass jegliche Reibung oder Scheuern des Stumpfes vermieden wird und ein bequemer, hilfreicher Sitz entsteht Bei jedem Schritt des Trägers federt das Gewicht, das Gefühl ist fast das gleiche, als ob das Gewicht auf einem Luftkissen läge, ohne dass Druck auf das Ende des Stumpfes ausgeübt würde. Nr. 212 für Amputation unterhalb des Knies; Nr. 213 für Amputation oberhalb des Knies.

Dieser Schaft eignet sich besonders für kurze Stümpfe. Der aus steifem Leder gefertigte Innenschaft verlängert den Stumpf praktisch und sorgt für eine größere Hebelwirkung, ein Zustand, der in solchen Fällen sehr zu wünschen übrig lässt. Es ist auch eine große Linderung für empfindliche und empfindliche Stümpfe; Das mehr oder weniger beim Gehen auf einem künstlichen Bein auftretende Rutschen und Reiben findet bei dieser Befestigung zwischen der inneren Federpfanne und der äußeren Holzpfanne statt; Der Druck der Federn sorgt dafür, dass der Innenschaft in allen Positionen eng am Stumpf anliegt, und verhindert so jegliche Reibung am Stumpf.

Für Stümpfe, die bei heißem Wetter anschwellen, oder die bei kaltem Wetter eine zusätzliche Abdeckung benötigen, oder für solche, die noch nie eine Beinprothese getragen haben und daher die Wahrscheinlichkeit besteht, dass der Stumpf schnell schrumpft, kann dieser Innenschaft durch Schnüren verstellbar gemacht werden.

Während dies zweifellos der am besten geeignete und bequemste Schaft für sehr kurze und empfindliche Stümpfe ist, bevorzugen einige den hochglanzpolierten Holzschaft und andere den verstellbaren Schnürschaft aus Leder. Alle Käufer des WALKEASY- Beins haben die Wahl der Steckdose; Die Auswahl sollte von der Länge und dem Zustand des Stumpfes, dem Gewicht und der Beschäftigung des Trägers sowie anderen Gesichtspunkten beeinflusst werden. In jedem Fall garantieren wir einen bequemen Schaft, der nicht scheuert.

Neue verstellbare Schnürung aus Leder

Dieser neue Schaft ist für Amputationen unterhalb des Knies vorgesehen. Die Einstellung erfolgt an der Rückseite des Sockels und nicht an der Vorderseite, wie bei den bisher hergestellten Schnürsockeln. Die Verbesserung ist so deutlich, dass es wundert, dass wir die Änderung nicht schon früher vorgenommen haben. Ein Großteil des Gewichts des Stumpfes wird genau dort aufgenommen, wo der Schaft zuvor geöffnet wurde, und es war notwendig, die Schnürung mit einem Riemen zu verstärken. Wenn es an der Rückseite des Sockels geschnürt wird, ist die Vorderseite stabiler, bequemer und lässt sich geschmeidiger anziehen; außerdem schrumpft ein Stumpf an der Wade stärker als an der Vorderseite; Und da die Anpassung im hinteren Teil des Schafts vorgenommen werden kann, bleibt dieser näher an der Form, die sich der Form des Stumpfes anpasst, als wenn er vorne geschnürt wird. Diese Pfanne ist in den verschiedenen Gravuren dargestellt, die Beine für eine Amputation unterhalb des Knies darstellen. Siehe Frontispiz, Nr. 204, Nr. 227 und Nr. 228.

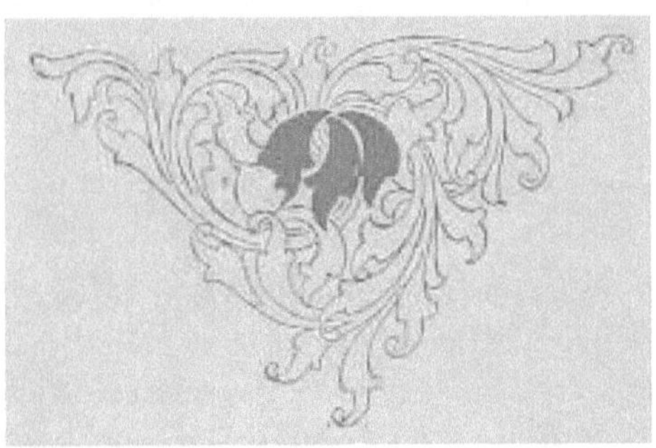

TEIL II

In diesem Teil geben wir Beschreibungen und Abbildungen gewöhnlicher Beinstile, wie wir sie hier seit 45 Jahren hergestellt haben – mit verschiedenen Modifikationen und Verbesserungen, wie durch Zeit, Abnutzung und Erfahrung nahegelegt. Mit Ausnahme des in Teil I beschriebenen WALKEASY- Beins gibt es nirgendwo bessere und zuverlässigere künstliche Gliedmaßen, *und die Preise liegen weit unter* denen anderer Hersteller.

Die verschiedenen Stile sind:

Holzfuß mit Kugelgelenk und Holzpfanne.

Holzfuß mit Kugelgelenk und Lederschnürung.

Holzfuß mit Scharnierknöchelgelenk (Armee und Marine oder Zweikugel) und Holzsockel.

Holzfuß mit Scharnier-Knöchelgelenk (Army und Navy oder Two-Ball) und verstellbarer Lederschnürung.

Fuß mit herausnehmbarer Schwammgummi- oder Filzsohle und starrem Knöchel und Holzsockel.

Fuß mit starrem Knöchel und verstellbarem Lederschnürsockel.

Die bei den Beinen mit Gelenkknöchelgelenken verwendeten Schnüre und Federn sind die gleichen wie beim WALKEASY -Bein. Bei den Federn handelt es sich um Gummifedern, die durch Kompression eine leichte, gleichmäßige Bewegung ermöglichen. Ihre Kraft und Wirkung wird durch einfaches Drehen einer Mutter reguliert, sodass der Träger sie an seine eigene Gangart anpassen kann.

Wenn beim Gehen das Körpergewicht auf dem Fußballen ruht, wird die Feder im hinteren Teil des Beins (Fersenfeder) stark zusammengedrückt, und wenn das Körpergewicht nach vorne auf den anderen Fuß verlagert wird, wird die Feder im hinteren Teil des Beins (Fersenfeder) stark zusammengedrückt Die Feder hebt sich und trägt den Fuß mit sehr geringem Kraftaufwand des Trägers nach vorne an seinen Platz, wodurch das Tragen des Beingewichts erheblich unterstützt wird.

Die in diesem Teil beschriebenen Preise für Beine für eine Amputation an einer beliebigen Stelle oberhalb des Knöchels verstehen sich einschließlich Hosenträgern, Stumpfsocken usw. komplett:

50 $, Garantie für ein Jahr.

60 $, Garantie für drei Jahre.

70 $, Garantie für fünf Jahre.

Eine Kopie der Garantie finden Sie auf Seite 18 .

Ein Bein, das in jeder Hinsicht genauso gut ist, kostet 50 $ wie 70 $, wobei der Preisunterschied ausschließlich durch den Zeitpunkt bestimmt wird, zu dem die Garantie in Kraft tritt.

Wenn wir uns nicht sicher sind, welches Bein für einen bestimmten Fall am besten geeignet ist, und es unserem Ermessen überlassen bleibt, auszuwählen, werden wir nach Erhalt der Maße und vollständigen Einzelheiten dasjenige konstruieren, von dem wir ehrlich und gewissenhaft glauben, dass es den dauerhaftesten und komfortabelsten Dienst bietet . Daran sind wir ebenso wie der Käufer interessiert, da der anhaltende gute Ruf unserer Einrichtung sowie unser zukünftiger Wohlstand ausschließlich von der Haltbarkeit unserer Arbeit und dem Tragekomfort abhängen.

Kugelgelenk

Dieses Gelenk besteht aus einer polierten Glaskugel, die in einer Vulkanitpfanne sitzt. Fuß und Knöchel sind durch vier Sehnen miteinander verbunden, die durch Gummifedern im Knöchel verlaufen. Dieses Gelenk lässt jede Bewegung zu, die das natürliche Sprunggelenk hat. Beim Gehen am Hang eines Hügels oder einer schiefen Ebene oder wenn der Fuß zum Abstützen des Körpers verwendet wird, wird der Knöchel seitlich gebeugt und der Fuß bleibt flach auf dem Boden, wodurch eine feste Stütze entsteht. Die Bewegung ahmt die Bewegung des natürlichen Knöchels sehr gut nach, und dieses Gelenk eignet sich für leichte Arbeiten und kurze, empfindliche Stümpfe. Obwohl er komplizierter ist als alle unsere anderen Stile und mehr Pflege und Aufmerksamkeit erfordert, gibt es Hunderte von Menschen, die ihn mit so viel Komfort und Zufriedenheit verwenden, dass sie unter keinen Umständen dazu gebracht werden könnten, einen anderen zu verwenden. Nr. 216, auf Seite 40 .

Doppeltes Kugelgelenk

Dieses Gelenk ist eine einzigartige Erfindung, und die Idee seiner Konstruktion wurde durch das einzelne Kugelgelenk angeregt. Es besteht aus zwei polierten Glaskugeln, die in Faserhülsen gelagert sind . Es gibt keinen Stoff, der für diesen Zweck verwendet werden könnte und der eine härtere, glattere Oberfläche aufweist als Glas, und wenn er die Form massiver, polierter Kugeln hat, die in perfekt passenden Fassungen liegen, sind sie praktisch unzerstörbar; Es gibt keine Möglichkeit, sie abzunutzen. Ein verbundener Stahlstab sowie eine hintere und vordere Sehne verbinden Fuß und Knöchel sicher. Die Sehnen, auch die Gummifedern, sind die gleichen, die in allen unseren Beinen verwendet werden, und werden auf die gleiche Art und Weise eingesetzt. Dies ist ein etwas leichteres Gelenk als das Armee- und Marinegelenk und wird für Personen mit leichtem bis mittlerem Gewicht empfohlen. Nr. 217, auf Seite 40 .

Knöchelgelenk der Armee und der Marine

Die Achse dieses Gelenks besteht aus einem hohlen Stahlbolzen, der mit zwei vertikalen Stangen mit Muttern an den unteren Enden fest im Fuß befestigt ist. Der Bolzen ist stationär im Fuß, der Knöchel arbeitet auf der Oberseite des Bolzens und lässt so keine Chance für die Ansammlung von Sand oder Schmutz, wodurch eine selbstreinigende Verbindung entsteht. Der Stahlstab verbindet zusammen mit den vorderen und hinteren Schnüren den Fuß und das Knöchel. Es ist vorgesehen, die Knöchelstange mit einer Mutter am oberen Ende festzuziehen, um die Reibung am Bolzen zu regulieren und eventuellen Verschleiß am Gelenk auszugleichen. Dies wird als der stärkste und brauchbarste Holzfuß empfohlen. Nr. 218.

Ein neuer Fuß mit starrem Knöchel

Hierbei handelt es sich nicht um einen eigentlichen Gummifuß, sondern um eine Modifikation des sogenannten Gummifußes, der durch Verbesserungen an unserem WALKEASY- Fuß vorgeschlagen wurde. Bei der Konstruktion des altmodischen Gummifußes wird ein Holzkern mit Gummi ummantelt und durch Hitze entsprechend ausgehärtet bzw. vulkanisiert. Es ist unmöglich, diesen Holzkern mit einer Hülle aus Rohleder zu verstärken oder zu verstärken, wie dies bei den anderen Teilen eines künstlichen Beins der Fall ist, da die beim Vulkanisieren des Gummis erforderliche Hitze das Rohleder verbrennt und zerstört. Dies wird durch die Konstruktionsweise dieses neuen Fußes vermieden.

Der obere Teil des Fußes ist mit einer Nadel fest mit dem Knöchelteil verbunden und der gesamte Holzteil ist mit Rohleder überzogen. Dadurch bildet der obere Teil des Fußes praktisch eine Einheit mit dem Knöchel, und es entsteht Kraft ohne zusätzliches Gewicht. Die herausnehmbare Schwammgummisohle wird in eine Aussparung im Fuß eingepasst und durch eine Schraube sicher gehalten. An der Oberseite des Fußes wird kein Gummi verwendet, sondern mehr an der Sohle, wo es am meisten benötigt wird.

Wenn ein Fuß extrem leicht sein soll, wird anstelle des Gummis ein hochwertiger Filz verwendet. Der Filz verleiht der Trittfläche des Fußes nicht so viel Federung und Elastizität wie der Moosgummi, und seine Verwendung bringt nichts außer einer Gewichtsreduzierung.

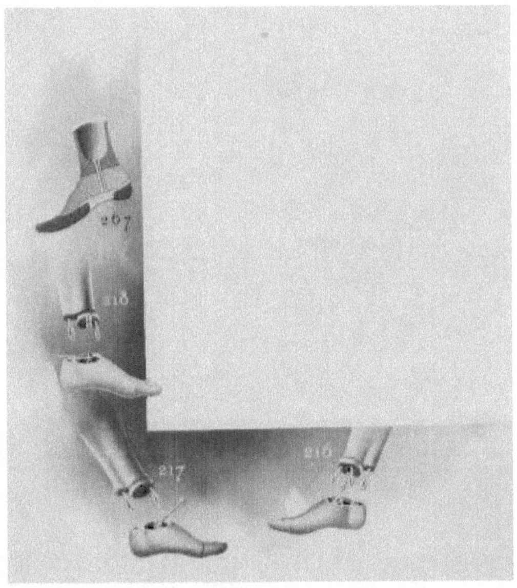

Um eine Abnutzung an dem Teil zu verhindern, der dem Zehengelenk des natürlichen Fußes entspricht, werden Schichten aus Segeltuch auf die Oberseite der Gummisohle geklebt, wo sie mit dem äußersten vorderen Teil des Holzteils in Kontakt kommt. Sollte die Gummisohle nachgeben oder abgenutzt sein, kann der abgenutzte Teil oder sogar die gesamte Sohle mit geringem Aufwand erneuert werden, ohne dass der gesamte Fuß ausgetauscht werden muss, wie bei den alten Gummifüßen.

Insgesamt handelt es sich um einen leichteren, stärkeren und brauchbareren Fuß, der einfacher und kostengünstiger in Ordnung zu halten ist. Eine Schnittansicht dieses Fußes ist in Nr. 267 dargestellt.

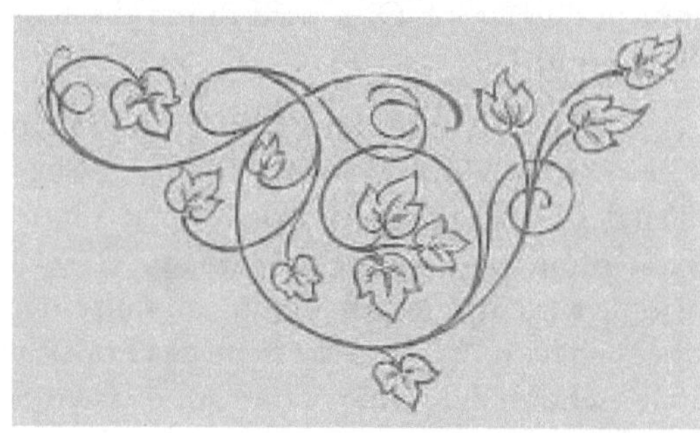

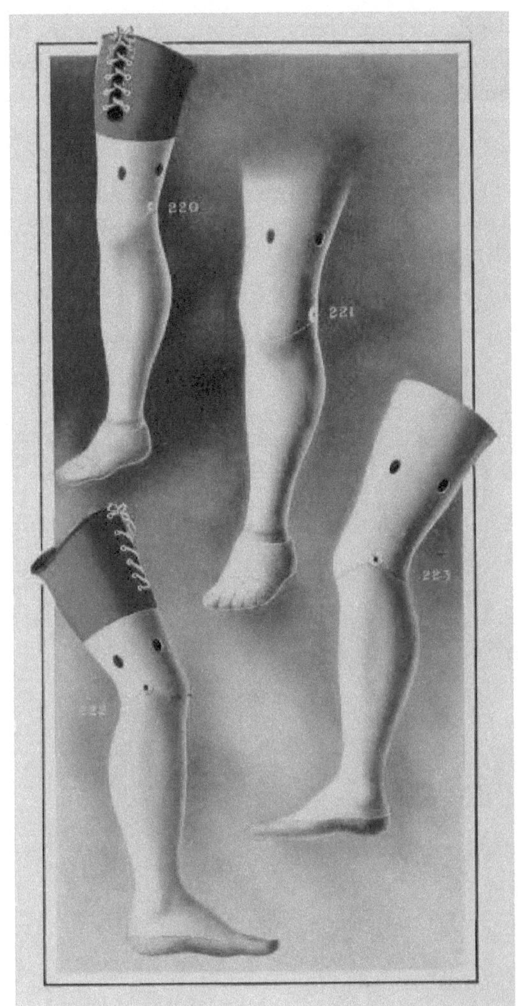

Durchgehendes Bein für Oberschenkelamputation, mit Holzfuß, Sprunggelenk Nr. 216, 217 oder 218 und verstellbarer Lederschnürung. Preis, komplett, 50 $, Garantie für ein Jahr; 60 $, drei Jahre; 70 $, fünf Jahre.

NUMMER 221

Volles Bein für Oberschenkelamputation, mit Holzfuß, Knöchelgelenk Nr. 216, 217 oder 218 und Holzpfanne. Preis, komplett, 50 $, Garantie für ein Jahr; 60 $, drei Jahre; 70 $, fünf Jahre.

NUMMER 222

Volles Bein für Oberschenkelamputation, mit neuem Fuß, mit starrem Knöchel Nr. 267 und verstellbarem Lederschnürsockel. Preis, komplett, 50 $, Garantie für ein Jahr; 60 $, drei Jahre; 70 $, fünf Jahre.

NUMMER 223

Volles Bein für Oberschenkelamputation, mit neuem Fuß, mit starrem Knöchel Nr. 267 und Holzsockel. Preis, komplett, 50 $, Garantie für ein Jahr; 60 $, drei Jahre; 70 $, fünf Jahre.

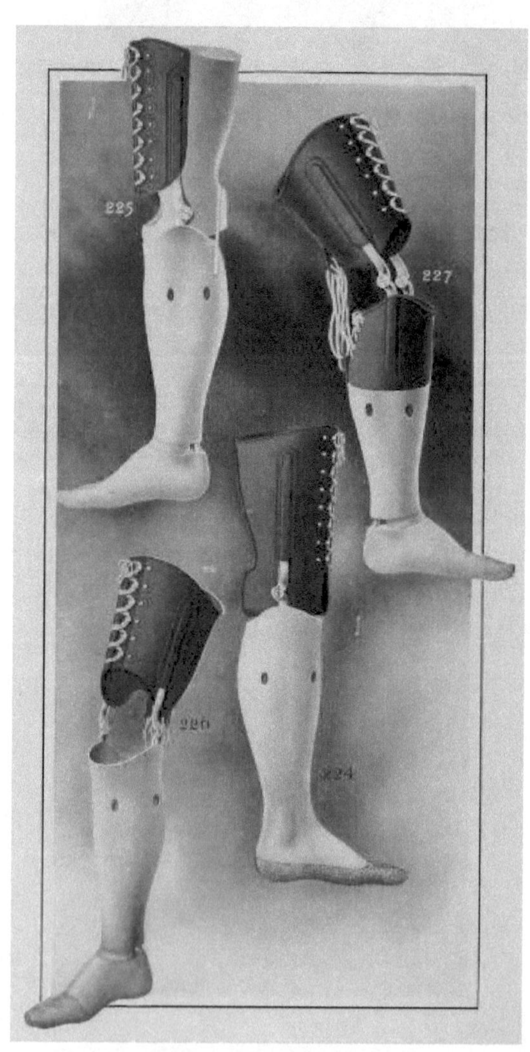

NUMMER 224

Knietragendes Bein zur Amputation unterhalb des Knies, wenn das Kniegelenk steif und unflexibel ist oder wenn der Stumpf für den erfolgreichen Einsatz eines Pfannenbeins zu kurz ist; neuer Fuß mit starrem Knöchel Nr. 267 und Ledersockel. Preis, komplett, 50 $, Garantie für ein Jahr; 60 $, drei Jahre; 70 $, fünf Jahre.

Die Fassungen der Nr. 224 und 225 können vertauscht werden, indem die Lederfassung Nr. 225 oder die Holzfassung Nr. 224 verwendet wird.

NUMMER 225

Knietragendes Bein zur Amputation unterhalb des Knies, wenn das Kniegelenk steif und unflexibel ist oder wenn der Stumpf für den erfolgreichen Einsatz eines Pfannenbeins zu kurz ist; Holzfuß, Knöchelgelenk Nr. 216, 217 oder 218 und Holzpfanne. Preis, komplett, 50 $, Garantie ein Jahr; 60 $, drei Jahre; 70 $, fünf Jahre.

Das Bein für die Kniegelenkamputation ist ähnlich wie das Kniegelenkbein gefertigt und die Preise sind gleich. Der obere Teil des Beins für diese Art der Amputation wird wie in Nr. 203 auf Seite 26 gezeigt angefertigt.

NUMMER 226

Bein zur Amputation unterhalb des Knies, Holzfuß, Sprunggelenk Nr. 216, 217 oder 218 und Holzpfanne. Preis, komplett, 50 $, Garantie für ein Jahr; 60 $, drei Jahre; 70 $, fünf Jahre.

NUMMER 227

Amputationsbein unterhalb des Knies, Holzfuß, Sprunggelenk Nr. 216, 217 oder 218 und verstellbarer Lederschnürsockel. Preis, komplett, 50 $, Garantie für ein Jahr; 60 $, drei Jahre; 70 $, fünf Jahre.

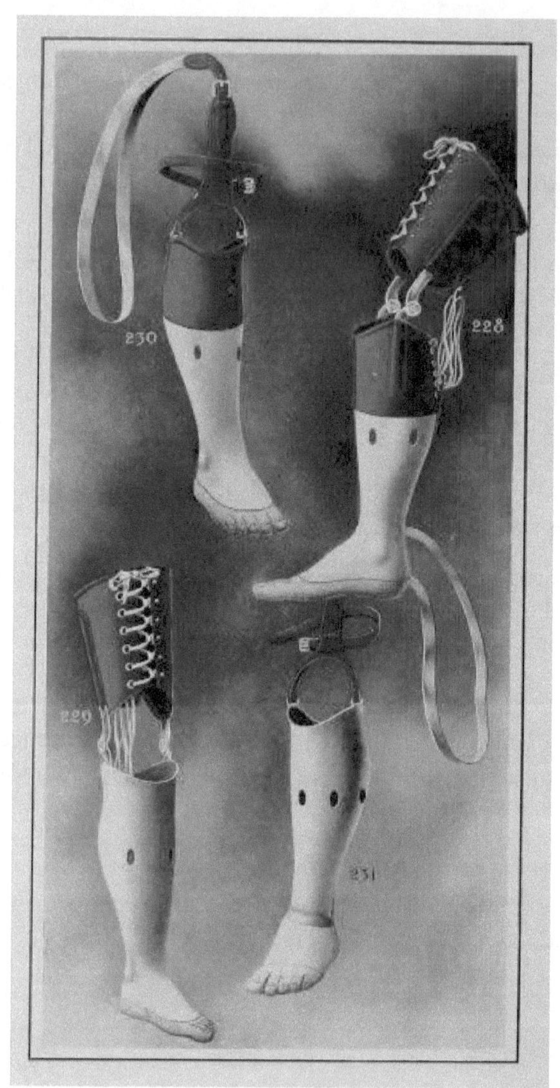

NUMMER 228

Bein zur Amputation unterhalb des Knies, mit neuem Fuß, mit starrem Knöchel Nr. 267 und verstellbarer Lederschnürung. Preis, komplett, 50 $, Garantie für ein Jahr; 60 $, drei Jahre; 70 $, fünf Jahre.

NUMMER 229

Bein zur Amputation unterhalb des Knies, mit neuem Fuß, mit starrem Knöchel Nr. 267 und Holzsockel. Preis, komplett, 50 $, Garantie für ein Jahr; 60 $, drei Jahre; 70 $, fünf Jahre.

NUMMER 230

Bein zur Amputation unterhalb des Knies, ohne Kniegelenke oder Oberschenkelstütze. Dieser Beintyp eignet sich kaum für Stümpfe mit einer Länge von weniger als 15 cm. Mit einem gesunden Stumpf von ausreichender Länge kann er mit viel Vergnügen getragen werden, da er etwa ein Drittel leichter ist als einer mit Kniegelenken und Oberschenkelband, und der Träger erfährt bei seiner Verwendung sowohl beim Gehen als auch beim Sitzen deutlich weniger Einschränkungen. Es wird jedoch nicht empfohlen, wenn der Stumpf wund oder empfindlich ist, da der gesamte Druck bzw. die gesamte Belastung auf dem Stumpf ausgeübt werden muss und keine Entlastung wie beim Bein mit Oberschenkelband vorgesehen ist. Nr. 230 zeigt das Bein mit neuem Fuß, mit starrem Knöchel Nr. 267 und verstellbarer Lederschnürung. Auf Wunsch wird ein Holzsockel mit dem gleichen Fuß verwendet. Preis, komplett, 45 $, Garantie für ein Jahr; 55 $, drei Jahre; 65 $, fünf Jahre. Wenn dieses Bein gekauft wird und es sich anschließend als unbefriedigend erweist, werden für 10 $ Kniegelenke und Oberschenkelbänder angelegt.

NUMMER 231

Bein zur Amputation unterhalb des Knies, ohne Kniegelenke oder Oberschenkelauflage, Holzfuß, Sprunggelenk Nr. 216, 217 oder 218 und Holzsockel, auf Wunsch auch verstellbarer Lederschnürsockel. Preis, komplett, 45 $, Garantie für ein Jahr; 55 $, drei Jahre; 65 $, fünf Jahre. Sobald das Bein fertig ist, werden die Gelenke und das Oberschenkelband für 10 $ angelegt.

Amputationen am oder unterhalb des Sprunggelenks

Amputationen am oder unterhalb des Sprunggelenks werden normalerweise in der Erwartung durchgeführt, dass ein Großteil des Körpergewichts auf dem Ende des Stumpfes oder der Plantarfläche des verbleibenden Teils des Fußes getragen werden kann, und in den meisten Fällen ist dies auch möglich . Aufgrund des geringen Platzes unterhalb des Stumpfendes ist es bis auf wenige Ausnahmen wünschenswert, bei diesen Amputationen Füße ohne Gelenkknöchelgelenke zu konstruieren.

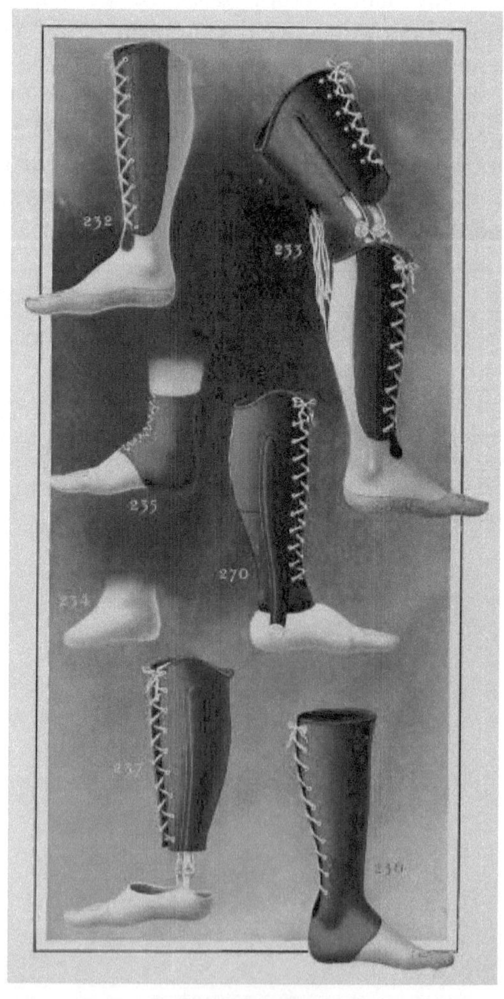

NUMMER 232

Bein für Sprunggelenksoperation (Symes), mit neuem Fuß mit starrem Sprunggelenk Nr. 267, ohne Kniegelenke oder Oberschenkelstütze. Preis, komplett, 40 $, Garantie für ein Jahr; 50 $, drei Jahre; 60 $, fünf Jahre.

NUMMER 233

Bein zur Knöchelamputation (Symes), mit neuem Fuß mit starrem Knöchel Nr. 267, mit Kniegelenken und Oberschenkelstütze, wird verwendet, wenn am Ende des Stumpfes kein oder nur wenig Druck oder Gewicht aufgenommen werden kann. Preis, komplett, 50 $, Garantie für ein Jahr; 60 $, drei Jahre; 70 $, fünf Jahre.

NUMMER 234

Stumpf nach Amputation durch oder in der Nähe des Spanns.

NUMMER 235

Gerät zur Teilamputation des Fußes. Der Fuß besteht aus Holz, ist mit Rohleder überzogen und hat ein bewegliches Zehengelenk; Lederscheide bis über den Knöchel, vorne geschnürt. Preis: 25 $.

NUMMER 236

Vorrichtung zur Amputation durch den Spann, ähnlich Nr. 235, mit weit über das Bein reichender Scheide und hinten geschnürt. Preis: 30 $.

NUMMER 237

Gerät zur Teilamputation des Fußes. Holzfuß, Zehengelenk, bis zum Knie reichende Lederscheide, mit seitlichen Gelenken. Dies wird verwendet, wenn das Ende des Stumpfes nur wenig oder gar nicht belastet werden kann und das Gewicht von der Lederscheide am Bein unterhalb des Knies getragen wird. Preis: 40 $.

NUMMER 270

Ein völlig neuer Fußtyp für die Amputation am Sprunggelenk. Die Lederscheide umschließt den Stumpf vom Knie bis zum Ende. Das Gelenk wird hergestellt, indem der Bolzen oder Zylinder vollständig durch den Fuß geführt wird, wodurch eine gute Verschleißfläche entsteht, ähnlich dem künstlichen Kniegelenk, das bei Amputationen oberhalb des Knies verwendet wird. Wenn unterhalb des Stumpfendes nur wenig Platz ist, besteht der Fuß aus Hartholz.

Peg-Beine

Diese preisgünstigen Beine sind sorgfältig angepasst und, mit Ausnahme von Nr. 242, wie die Beine mit Füßen mit Rohleder bezogen und emailliert. Sie haben an der Unterseite verschraubte schwere Eisenzwingen, in denen ein Gummikissen eingesetzt ist. Falls gewünscht, können zu einem späteren Zeitpunkt ein Fuß und ein Knöchel angebracht werden. Maße, Form , Profile usw. sind die gleichen wie beim Bein mit Fuß, mit der Ausnahme, dass keine Fußmaße erforderlich sind und die Länge des gesunden Beins mit angezogenem Schuh gemessen werden sollte.

Die Preise verstehen sich inklusive Hosenträger und Stumpfmaterial.

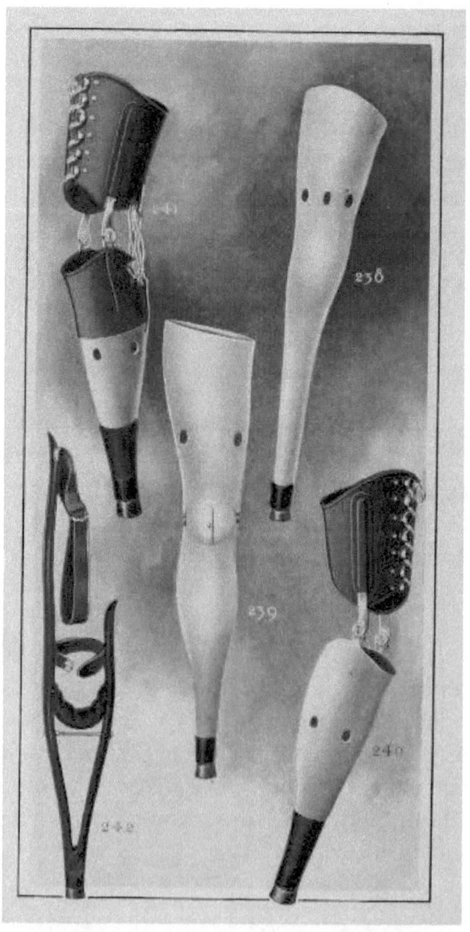

NUMMER 238

Steckbein ohne Kniegelenk, zur Amputation oberhalb des Knies; Holzsockel; Bei Bedarf kann eine verstellbare Schnürung aus Leder verwendet werden. Preis inklusive Hosenträger: 18 $.

NUMMER 239

Steckbein mit Kniegelenk, zur Amputation oberhalb des Knies; abgebildet mit Holzsockel; Bei Bedarf kann eine verstellbare Schnürung aus Leder verwendet werden; automatische Sperre, die das Knie beim Stehen steif macht; Durch Drücken des Knopfes im hinteren Teil des Gelenks wird die Kniearretierung gelöst, sodass das Gelenk im Sitzen gebeugt werden kann. Preis inklusive Hosenträger: 25 $.

NUMMER 240

Zapfenbein mit Holzsockel, für Amputationen unterhalb des Knies. Preis, inklusive Hosenträgern, falls gewünscht, 25 $.

NUMMER 241

Zapfenbein mit verstellbarer Lederschnürung, für Amputationen unterhalb des Knies. Preis, inklusive Hosenträgern, falls gewünscht, 25 $.

NUMMER 242

Skelettbein für Amputationen unterhalb des Knies, zur Verwendung mit auf dem Polster ruhendem Knie. Erforderliche Maße: Abstand vom Knie zum Boden, Durchmesser durch das Knie von Seite zu Seite außerhalb der Kleidung. Geben Sie an, ob es sich um das rechte oder linke Bein handelt. Preis 8 $.

Hosenträger

Alle künstlichen Beine für Oberschenkelamputationen erfordern eine Unterstützung durch Schultern oder Taille. Bei Amputationen am oder unterhalb des Knies, mit Ausnahme von Sprunggelenk- und Teilamputationen des Fußes, ist es für Anfänger wünschenswert, Hosenträger anzubringen. Viele verwerfen sie jedoch nach einiger Zeit. Alle Beine, die wir mit Hosenträgern herstellen, werden ohne Aufpreis in jeder gewünschten Form damit ausgestattet. Wir beschränken uns nicht auf die dargestellten Stile; sie werden dem Besteller und den Besonderheiten des Einzelfalls angepasst.

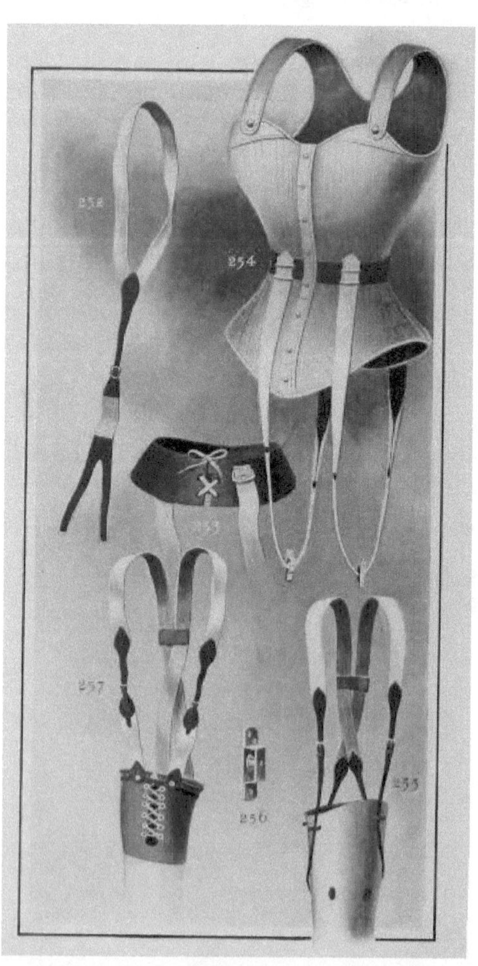

NUMMER 252

Hosenträger für Beinamputationen mit gegabelten Riemen zur Befestigung am künstlichen Bein unterhalb des Knies; schweres elastisches Gewebe zwischen Schnalle und Gabel; Dies ist ein beliebter Stil. Preis: 1,50 $.

NUMMER 253

Ein Hüftgurt für Damen, an dem hinten und vorne elastische Riemen befestigt sind, oder nur der gegabelte Riemen vorne. Dies gilt für eine Amputation unterhalb des Knies. Es wird jedoch häufig in Verbindung mit Hosenträgern verwendet, die über die Schultern gehen, an Beinen bei Oberschenkelamputationen. Preis, komplett für Beinamputation, 2 $.

NUMMER 254

Für Frauen. Korsett mit Rollenhaltern am Hüftgurt befestigt, wird verwendet, wenn die Amputation oberhalb des Knies erfolgt. Dies ist eine viel bequemere und bequemere Unterstützung für Frauen als jede Art von Strapshaltern. Der Gürtel oder die Riemen können zur Befestigung an jedem Korsett angefertigt werden. Preis, einschließlich Korsett, 5 $.

NUMMER 255

Rollenhalter für Bein bei Oberschenkelamputation. Auf Wunsch gekreuzt oder hinten geschlungen und vorne geschlungen. Preis: 4 $.

NUMMER 256

Die Rolle oder Riemenscheibe, die an den Rollenaufhängern verwendet wird. Die Wirkung der Riemen unter diesen Rollen verhindert ein Ziehen über die Schultern beim Bücken, Sitzen oder Liegen, wobei die Hosenträger stationär auf den Schultern bleiben. Preis: 25 Cent pro Stück.

NUMMER 257

Hosenträger, teilweise elastisch, gewöhnliches Muster, für Oberschenkelamputationen; drehbar vernietet an einem Lederband, das um den oberen Teil des Sockels geschnürt ist. Preis: 3 $.

Der hintere Teil der Gelenkpfannen aller Beine für Oberschenkelamputationen ist gepolstert. Dies verhindert das Abnutzen und Einschneiden der Kleidung beim Sitzen auf einem harten Sitz jeglicher Art. Ohne die Polsterung ist eine Zerstörung der Kleidung kaum zu vermeiden.

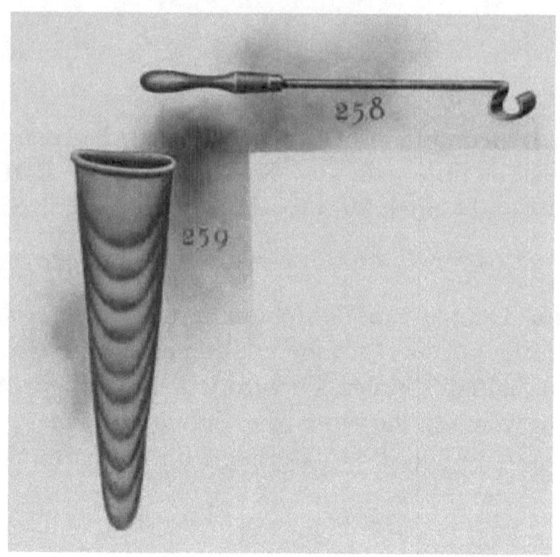

Montagewerkzeug

NUMMER 258. Von Zeit zu Zeit kommt es zu Veränderungen an Stümpfen, die eine leichte Glättung oder Lockerung in der Gelenkpfanne erfordern. Ein Holzschaft lässt sich am bequemsten und effektivsten mit einem dieser Passwerkzeuge ausschneiden, wie sie auch von Prothesenbauern verwendet werden. Preis: 1,50 $.

Stumpfsocken

NUMMER 259. Socken aus weichem Wollgarn sind der bequemste und bequemste Überzug, der mit oder ohne Beinprothese auf einem Stumpf getragen werden kann. Bei einem richtig angepassten Sockel, entweder aus Holz oder Leder, ist so viel Polsterung erforderlich, wie erforderlich ist. Um die Schrumpfung des Stumpfes auszugleichen, können je nach Bedarf von Zeit zu Zeit zwei oder drei zusätzliche Socken hinzugefügt werden. Wenn der Stumpf jedoch so stark reduziert ist, dass eine stärkere Abdeckung erforderlich ist, ist es wünschenswert, den Schaft mit Leder oder Filz auszukleiden. Sollte er sich noch weiter verkleinern, ist ein neuer Schaft oder ein neues Oberteil die beste Lösung.

PREISLISTE

Lieferung per Post oder Express nach Erhalt des Preises.

Länge der Socke	Umfang am größten Teil des Stumpfes		Preis pro Stück	Preis pro Dutzend
10 Zoll oder weniger	Unter	15 Zoll	0,35 $	3,50 $
10 bis 16 Zoll	Unter	15 Zoll	.45	4,50
10 bis 16 Zoll	Über	15 Zoll	.55	5,50
16 bis 22 Zoll	Unter	15 Zoll	.55	5,50
16 bis 22 Zoll	Über	15 Zoll	.65	6,50
22 bis 28 Zoll	Unter	15 Zoll	.65	6,50
22 bis 28 Zoll	Über	15 Zoll	.75	7,50
28 bis 34 Zoll	Unter	15 Zoll	.75	7,50
28 bis 34 Zoll	Über	15 Zoll	.85	8.50

Ein Viertel oder ein halbes Dutzend zu Dutzenden Raten.

Die Länge der Socke sollte zwei bis drei Zoll länger sein als der verbleibende Teil des verstümmelten Beins.

Geben Sie an, ob die Amputation oberhalb, unterhalb oder am Knie erfolgt. Geben Sie die Länge und den Umfang oben sowie zwei Zoll vom Ende des Stumpfes an.

Künstliche Beine bei Deformitäten

Wir fertigen Gliedmaßen für alle Arten von Deformitäten, jedes einzelne speziell entworfen und konstruiert, um den individuellen Besonderheiten gerecht zu werden. Mit einem angemessenen Maß an Kraft in der geschädigten Extremität sind den Trägern dieser Geräte eine bequeme Unterstützung und die Wahrscheinlichkeit einer leichten Fortbewegung gewährleistet. Es können Gummi- oder Holzfüße verwendet werden. Die Preise variieren zwischen 50 und 100 US-Dollar, je nachdem, welche Schwierigkeiten bei der ordnungsgemäßen Konstruktion und der bequemen Passform zu überwinden sind. Nach Erhalt der vollständigen Beschreibung wird Ihnen der genaue Preis mitgeteilt. Wie bei einer Amputation sollte ein Gipsabdruck oder ein Gipsabdruck des deformierten Gliedes zusammen mit Messungen des gesunden Gliedes eingereicht werden.

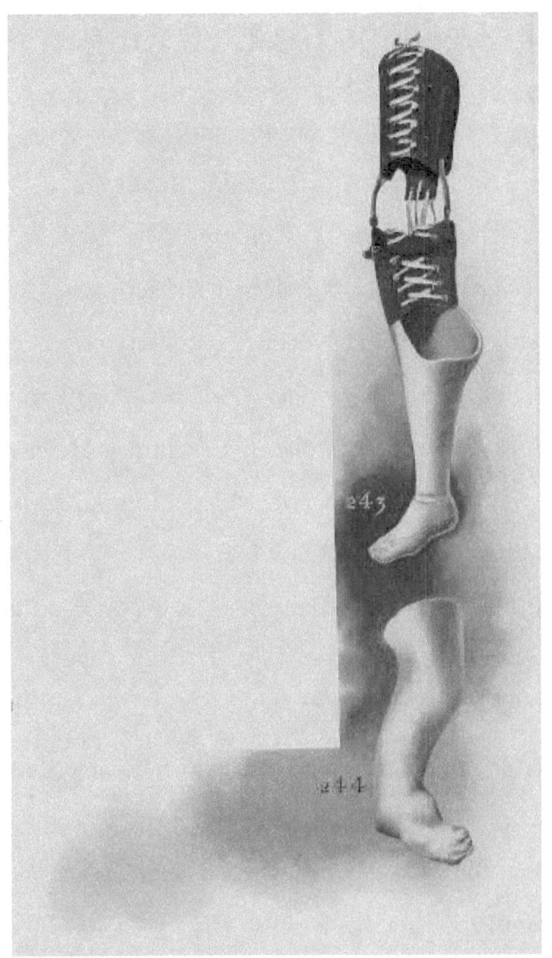

NUMMER 243

Dieser Schnitt stellt eines der schwierigeren der vielen Beine dar, die wir bei Fehlbildungen durchführen müssen. Dieses besondere Glied wurde anhand von Messungen und Abgüssen eines deformierten Beins (Nr. 244) ohne Anwesenheit des Antragstellers in der Fabrik angefertigt. Nach ein oder zwei Versuchen im Rohzustand war es fertig und wird mit größter Zufriedenheit eingesetzt.

Preisliste für Lieferungen

Elastisches Netz, 5 Zoll breit, pro Yard

Elastisches Netz, schwer, 2 Zoll breit, Meterware

Elastisches Netz, schwer, 1½ Zoll breit, Meterware

Elastisches Netz, schwer, 1 Zoll breit, Meterware

Elastisches Netz, schwer, ¾ Zoll breit, Meterware

Unelastisches Netz, Baumwolle, 2 Zoll breit, pro Yard

Unelastisches Netz, Baumwolle, 1½ Zoll breit, Meterware

Unelastisches Netz, Kammgarn, schlauchförmig, 2 Zoll breit, Meterware

Schnalle, Messing, jeweils 2 Zoll breit

Schnallenrolle, einzelne Zinke, jeweils ⅞, ¾ oder ⅝ Zoll breit

Schnallenverschlüsse

Filz, beste feine Wolle, pro Unze

Kniefeder, hergestellt aus 5-Zoll-Gewebe, komplett, jeweils

Kniefederstab, C, Schnitt Nr. 260, jeweils

Kniebolzen, für Amputation oberhalb des Knies, komplett, einzeln

Kniebolzen-Endschraube, jeweils

Kniekordel, jeweils mit verstellbarer Befestigung

Kniekordel, jeweils ohne verstellbare Befestigung

Kniegelenkbolzen und -schrauben jeweils

Buchsen jeweils gleich

Schnürbänder, jeweils aus Rohleder oder Wildleder

Schnürhaken, jeweils 3 Cent, pro Dutzend

Schnürösen, ¼ oder $^5/_{16}$ Zoll, pro Dutzend

Knöchelschnüre, mit verstellbarem Oberteil, komplett mit Feder; Ferse, jewe

Knöchelschnüre, mit verstellbarem Oberteil, komplett mit Feder; jeweils vor

Knöchelkordelschlaufen, jeweils ohne Oberteil oder Feder

Knöchelkordelfedern, jeweils an der Ferse oder vorne

Knöchelschnurschlüssel, jeweils

Knöchelbolzen, Stahl, jeweils

Kugelpfanne für Kugelgelenkgelenk, jeweils

Drehstopper für Kugelgelenkgelenke, jeweils

Jeweils Zehenschnur oder Stab mit Halterung

Zehenfedergummi, jeweils

Zehenverschlüsse, jeweils

Gummipolster für die Unterseite des Wirbelbeins, jeweils 2 Zoll Durchmesser

Wird nach Erhalt des Preises frankiert verschickt.

Geben Sie bei der Bestellung von Kordeln mit Schraubverschlüssen die Länge von der Innenseite der Schlaufe an einem Ende bis zum anderen äußersten Ende an. Wenn keine Schraubbefestigung vorhanden ist, geben Sie die Länge von der Innenseite der Schlaufe an einem äußersten Ende bis zur Innenseite der Schlaufe am anderen äußersten Ende an.

Preisliste für Reparaturen

Neverchafe- Sockel, für Amputationen oberhalb oder unterhalb des Knies.
$; äußere Holzschale, 15,00 $; beide

Holzsockel, für Amputationen oberhalb oder unterhalb des Knies

Lederschnürsockel, für Amputationen oberhalb oder unterhalb des Knies

Neues Knie, komplett, für Oberschenkelamputationsbein

Neues Knie, nur oberer Teil

Neues Knie, nur der untere Teil

Neue Walkeasy- Knöchel

Neuer Walkeasy Foot, Schwammgummisohle

Neuer Walkeasy Fuß und Knöchel

Neuer Holzfuß

Neuer Gummifuß mit starrem Knöchel

Neuer Fuß und Knöchel; Holzfuß mit Knöchelgelenk oder Gummifuß mit

Neue Kniegelenke

Neuer Oberschenkelschnürer für Amputationen unterhalb des Knies

Bein mit Rohleder und Emaille bedecken, für Oberschenkelamputation

Bein mit Rohleder bedecken und emaillieren, zur Beinamputation

Für sonstige, schwer aufzählbare Reparaturen wird eine Gebühr von 50
Cent pro Stunde erhoben.

TEIL III
KÜNSTLICHE WAFFEN

Man kann sagen, dass der Bau künstlicher Waffen bereits im 16. Jahrhundert begann. „Der angesehene Ritter Göetz kämpfte von 1504 bis 1562 an der Spitze der Armee des Markgrafen Friedrich mit einer künstlichen eisernen Hand. Die Finger dieser Hand wurden durch die Wirkung mehrerer Federn nacheinander geschlossen. Uns wird weiter mitgeteilt, dass diese Hand, die ein enormes Gewicht besaß, den Stumpf umschloss und an der Rüstung befestigt war, die den Körper bedeckte."

Im 16. Jahrhundert wurden viele sehr mangelhafte künstliche Waffen hergestellt, die jedoch ihren Zweck erfüllten, da sie es den Trägern ermöglichten, sich auf den Kampf einzulassen, ihre Pferde zu führen usw. Die künstliche Hand war einst an der Waffe befestigt oder Zügel, ein Mechanismus zur Beweglichkeit der Finger wurde nicht als notwendig erachtet.

Ambrose Parè , ein bekannter französischer Arzt, geboren im Jahr 1500, der als Vater der französischen Chirurgie gilt, beschreibt eine künstliche Hand aus Eisen mit einem perfekteren Mechanismus als die von Göetz getragene ; Bei dieser Hand ist der Daumen unbeweglich und alle Finger werden unter dem Einfluss einer einzigen Feder gleichzeitig geöffnet und geschlossen.

Zur Zeit von Ambrose Parè wurden Anstrengungen unternommen, die natürlichen Bewegungen der verlorenen Teile wiederherzustellen, um den Verstümmelten die Ausübung aller gewöhnlichen Arbeiten zu ermöglichen. Eisen wurde durch Leder, Papier und andere Metalle ersetzt. Parè hinterlässt die Figur einer Lederhand, jedoch ohne Einzelheiten zu ihrem Mechanismus; es ist offenbar mit unbeweglichen Fingern und Daumen gefertigt, zwischen Daumen und Zeigefinger ist jedoch eine Hülle zur Aufnahme eines Stifts usw. eingesetzt. Er beschreibt außerdem einen künstlichen Unterarm, der mit Hilfe der gesunden Hand in jeden gebracht werden kann Grad der Beugung und wird dort durch den Einsatz einer Sperrklinke aufrechterhalten, die in die Eingriffe eines Zahnrads eingreift. Die von Ambrose Parè beschriebenen künstlichen Arme scheinen, obwohl sie extrem schwer sind, bis in die zweite Hälfte des 18. Jahrhunderts beliebt gewesen zu sein; Zu dieser Zeit entwarf ein Mönch des Karmeliterordens eine Hand aus Blech mit beweglichen Fingern und Daumen, die durch Bewegung des Stumpfes bewegt werden konnte. Wir erfahren jedoch, dass sie zu kompliziert war, um sie mit Erfolg zu verwenden außer bei Amputationen in der Nähe des Handgelenks. Wir haben die Beschreibung eines Arms, der nachträglich aus Leder gefertigt und mit Schaffell überzogen wurde und so gefärbt war, dass er das Aussehen der menschlichen Haut widerspiegelte, und um es natürlicher erscheinen zu

- 67 -

lassen, wurden die Nägel aus weißem Horn gefertigt. Die Verbesserungen an der Hand betrafen hauptsächlich das Erscheinungsbild, ohne dass sie einen wesentlichen Beitrag zu ihrem Nutzen oder Nutzen leisteten.

Im Jahr 1818 schlug ein Dr. Graefe die Konstruktion eines Arms vor, der mithilfe von Schnüren, die an einem die Schultern umgebenden Korsett befestigt sind, manipuliert werden kann und ohne die Hilfe der gesunden Hand bewegt werden kann. Dieses Befestigungsprinzip für die Bewegung des Unterarms und der Finger wird bis heute mit verschiedenen Modifikationen beibehalten.

Die frühe Geschichte künstlicher Waffen scheint sich hauptsächlich auf ihre besondere Konstruktion und Anwendung für angesehene Personen zu beziehen, die den Verlust ihrer natürlichen Gliedmaßen erlitten hatten. Bis vor relativ kurzer Zeit verhinderten die Unpraktikabilität aufgrund der komplizierten schweren Mechanik und die hohen Kosten dieser Geräte eine allgemeine Nachfrage nach ihrer Verwendung. So wie die erfinderischen Genies der Neuzeit so viele arbeits- und zeitsparende Instrumente und Maschinen erfunden und hergestellt haben, die, so nützlich sie auch sein mögen, dennoch die Ursache für viele schreckliche Verstümmelungen der Menschheit sind, so haben sie auch in gewissem Maße eine Entschädigung für die Verstümmelten geleistet durch den Fortschritt und die Verbesserung, die im Nutzen der Geräte zum Ersatz verlorener Mitglieder erzielt wurden. Die Einfachheit des Mechanismus und die Verwendung von extrem leichtem Material unter Wahrung der nötigen Festigkeit sind die herausragenden Merkmale des Fortschritts im künstlichen Armbau und verhelfen ihnen in Kombination mit den vorherrschenden moderaten Preisen zu großer Beliebtheit bei denen, die es geschafft haben für sie verwenden.

Wie leicht, stark und mechanisch perfekt ein Arm und eine Hand auch sein mögen, ihr Erfolg oder Misserfolg – vorausgesetzt, der Stumpf ist gesund und von ausreichender Länge – hängt in hohem Maße von der anhaltenden Geduld und Beharrlichkeit des Trägers ab, sich an den Gebrauch zu gewöhnen. Die Bewahrung der Form und die allgemeine Verbesserung des Aussehens, die durch einen ordnungsgemäß konstruierten und bequem sitzenden Arm erzielt wird, ganz zu schweigen von seiner Nützlichkeit und Zweckmäßigkeit, sollten für den Träger ein Anreiz für beharrliche Anstrengungen sein, sich daran zu gewöhnen. und wenn dies ein paar Wochen lang praktiziert wird, braucht man vor dem endgültigen Ergebnis keine Angst zu haben.

Sockel für die Stumps

Für die Amputation unterhalb des Ellenbogens besteht der sauberste und am besten sitzende Schaft aus speziell präpariertem, steifem Leder, das über einen Abdruck des Stumpfes geformt wird , von einem Stahlgerüst gestützt wird und mit Wildleder oder Ziegenleder ausgekleidet ist. Die Vorteile gegenüber einem Holzschaft bestehen darin, dass er weniger schwerfällig ist, besser am Stumpf haftet, keine Gefahr des Splitterns besteht und dennoch genauso langlebig ist. Auf Wunsch fertigen wir sie jedoch auch aus Holz. Bei Amputationen oberhalb des Ellenbogens besteht der künstliche Ellenbogen aus Holz. Manchmal ist es wünschenswert, das Holz in einem Stück nach oben zu verlängern, um die Gelenkpfanne zu bilden.

Aluminium

Bei der Herstellung künstlicher Gliedmaßen aus diesem neuen und extrem leichten Metall wurde viel erwartet und erhofft, aber es hat sich aufgrund der schnellen Oxidation als problematisch für alle Teile in Armen und Beinen erwiesen, die in nahen Kontakt mit den Stümpfen kommen Schweiß, und seine praktische Anwendung ist auf Finger, Zehen und andere kleinere Körperteile beschränkt, die wahrscheinlich nicht mit irgendeinem Körperteil in Kontakt kommen.

Künstliche Hände

Unabhängig von ihrer mechanischen Perfektion können künstliche Hände tatsächlich nur eine nützliche Eigenschaft besitzen: Sie können Gegenstände wie Zangen greifen. Bei fast jeder von den natürlichen Fingern ausgeführten Handlung handelt es sich um eine Kombination aus Beugung, Streckung, Greifbewegung und vielen anderen verschiedenen Bewegungen. Diese Kombination konnte kein Mechaniker jemals erfolgreich in einer künstlichen Hand reproduzieren – und wahrscheinlich wird es auch niemandem jemals gelingen. Es ist daher praktisch nutzlos, dass die Finger beweglich sein sollten, da eine weniger komplizierte, leichtere und stärkere Hand mit starren Fingern in einer halbgeschlossenen, natürlichen Position hergestellt werden kann, wobei nur der Daumen bewegt wird, was zu einer stärkeren Kraft führt Federung und damit eine höhere Grifffestigkeit. Da die Finger durch durchgehende Stahlplatten verstärkt, mit einer Hülle aus Rohleder verstärkt und sicher an der Hand befestigt sind, können schwere Gegenstände angehoben werden, ohne dass die Gefahr besteht, dass sich die Finger ausstrecken und der Gegenstand auf den Boden fällt.

Während wir die Hand mit beweglichen Fingern und die Gummihand mit flexiblen Gummifingern ausstatten, empfehlen wir die Holzhand mit starren Fingern und beweglichem Daumen, da sie den praktischsten, haltbarsten und zufriedenstellendsten Zweck bietet.

Die Farbe

Künstliche Hände sind mit einer zart getönten Emaille bedeckt, die so nah wie möglich an die Hautfarbe heranreicht; Damit sie jedoch weniger auffallen und die Illusion vollständiger wird, sollte immer ein Handschuh getragen werden. Wir liefern zu jeder Hand ein Paar Handschuhe.

Werkzeuge und Geräte

Werkzeuge und Geräte in nahezu unbegrenzter Vielfalt können anstelle der Hand in einem Arm verwendet werden. Am häufigsten werden der einfache Haken, der Doppelhaken, der Ring, das Messer, die Gabel, die Bürste und der Löffel verwendet. Menschen, die noch nie Waffen getragen haben, wissen kaum, was ihnen nützen wird. Für besondere Arbeiten sind Spezialwerkzeuge erforderlich, die nachträglich zur Verfügung gestellt werden können, wenn festgestellt wurde, was am nützlichsten ist. Bei allen Armen mit abnehmbaren Händen oder Gummihänden mit Handballenpfanne liefern wir einen einfachen Haken, ein Messer, eine Gabel und eine Bürste ohne Aufpreis, oder der Preis für nicht benötigte Geräte wird vom Preis abgezogen des Arms.

Fingerkonstruktion

Gewöhnlich bestehen die Finger für künstliche Hände aus einem einzigen Stück Holz, und wenn der Finger gekrümmt oder gebeugt ist, ist es offensichtlich, dass die Maserung des Holzes irgendwann direkt über den Finger verläuft und bei erheblicher Belastung schnell bricht Beanspruchung. Um dieser Schwierigkeit zu entgehen , fertigen wir die Finger für die Holzhände aus zwei Holzstücken; Auf der einen Seite verläuft die Maserung oder Faser in Längsrichtung und auf der anderen quer, und zwischen diese beiden Holzstücke wird eine Stahlplatte gelegt, und alle sind fest miteinander vernietet, wobei die Stahlplatte so weit vorsteht, dass sie sicher mit der Hand vernietet werden kann. Anschließend werden die Finger vollständig mit Rohleder überzogen, wodurch sie zusammen mit den anderen Vorsichtsmaßnahmen gegen Bruch ausreichend stark sind, um das Gewicht des Trägers zu tragen. Siehe Nr. 300, Seite 64 .

Teilamputation der Hand

Nr. 301 (Seite 64) stellt einen Stumpf nach teilweiser Amputation der Hand dar, der den Daumen frei lässt, aber nur schwer mit dem verbleibenden Stumpf in Kontakt gebracht werden kann, um von Nutzen zu sein. Nr. 302 stellt für Stümpfe dieser Beschreibung eine Holzscheide dar, die in unbeweglichen, teilweise geschlossenen Fingern endet, wobei die Hand mittels einer Lederschnürung am Handgelenk und Unterarm befestigt ist. Die Scheide ist mit Rohleder überzogen und emailliert, und die Finger sind wie in Nr. 300 gezeigt gefertigt. Preis 40 $.

Sollte nur die Basis von zwei oder drei Fingern amputiert werden, ohne dass die Bewegungen des verbleibenden einen oder zweier beeinträchtigt werden, so dass sie in festen Kontakt mit dem Daumen gebracht werden können, ist das, was von einer solch verstümmelten Hand übrig geblieben ist, weit entfernt nützlicher als alles, was möglicherweise als Ergänzung hergestellt werden kann, aber um den Verlust zu verbergen und der Hand ein perfekteres Aussehen zu verleihen, können Finger angefertigt und angebracht werden, wie in Nr. 302 dargestellt, über denen ein Handschuh getragen werden sollte.

Nr. 303 und 304 (Seite 64) zeigen einen Apparat, der bei allen Arten von Wehen für Personen nützlich ist, denen eine teilweise Amputation der Hand unterzogen wurde. Es besteht aus einer Lederscheide, die am Unterarm befestigt wird. An der Unterseite dieser Scheide ist eine Stahlplatte befestigt, die sich bis unter den Stumpf erstreckt und am Ende leicht nach oben gebogen ist. Am Ende befindet sich eine Öffnung, durch die man die Griffe von Werkzeugen und Geräten hindurchführen und unter dem Stumpf hindurchführen kann, wo sie durch den Druck des Stumpfes sicher an Ort und Stelle gehalten werden. Preis 20 $.

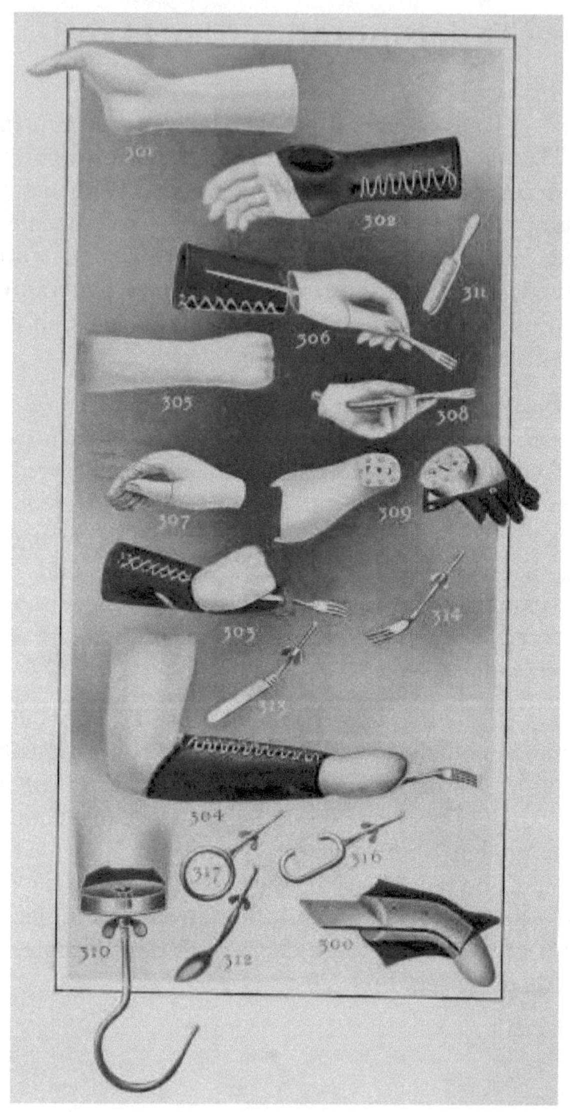

Nr. 305 stellt einen Stumpf nach einer Amputation aller Finger und des Daumens dar und Nr. 306 eine künstliche Holzhand dafür, mit feststehenden Fingern und beweglichem Daumen mit einer kräftigen Feder, die mit Hilfe der gesunden Hand geöffnet werden kann. Preis 40 $.

Gummihand

Mit Hilfe der anderen Hand oder durch Drücken gegen einen Widerstandskörper können die dehnbaren Gummifinger der Hand Nr. 307 in ihrer Position verändert werden, um sie an die Bedürfnisse des Trägers anzupassen, wie durch die gestrichelten Linien in der Abbildung dargestellt. Für diejenigen, die die Gummihand der Holzhand vorziehen, wird sie mit allen von uns hergestellten Armen ausgestattet. Es kann dauerhaft am Unterarm befestigt, am Handgelenk abnehmbar sein, mit der Möglichkeit, anstelle der Hand einen Haken oder ein anderes Gerät zu verwenden, oder mit einer Handfläche und einem Schloss für die Verwendung von Haken, Messer, Gabel usw. ausgestattet sein. ohne die Hand zu entfernen. Siehe Nr. 308.

Verbindungen

Nr. 309 stellt eine neue Methode zur Verbindung von Hand und Arm dar. Bisher konnte man sich nicht absolut darauf verlassen, dass die verwendeten Geräte die Hand oder die Werkzeuge an Ort und Stelle halten. Es spielte keine Rolle, wie stark die Finger zum Heben schwerer Gewichte konstruiert waren, die übliche Feder oder Stellschraube, die zum Verriegeln dieser Verbindung verwendet wurde, neigte dazu, sich ohne Vorwarnung zu lockern oder nachzugeben und viel Ärger, wenn nicht sogar Verletzungen zu verursachen. Auf der Handplatte sind zwei Bolzen aufgenietet, deren Köpfe in Schlüssellöcher in der Armplatte greifen. Mit einer leichten Handdrehung gleiten die Köpfe in die Schlitze der Schlüssellöcher und bringen die Köpfe der Bolzen unter die Armplatte; Sie werden durch eine Feder, die automatisch in einen Schlitz am Rand der Platte gleitet, unbeweglich gehalten; Die Feder wird durch einen Druck des Daumens der gesunden Hand beim Abdrehen der künstlichen Hand gelöst. Der Haken und andere Werkzeuge haben eine Nase am Ende der Spindel oder des Schafts; Nachdem der Schaft durch das Loch in der Mitte der Armplatte geführt wurde, wird er in jede gewünschte Position gedreht und mit der Flügelmutter festgehalten, wie in Nr. 310 gezeigt.

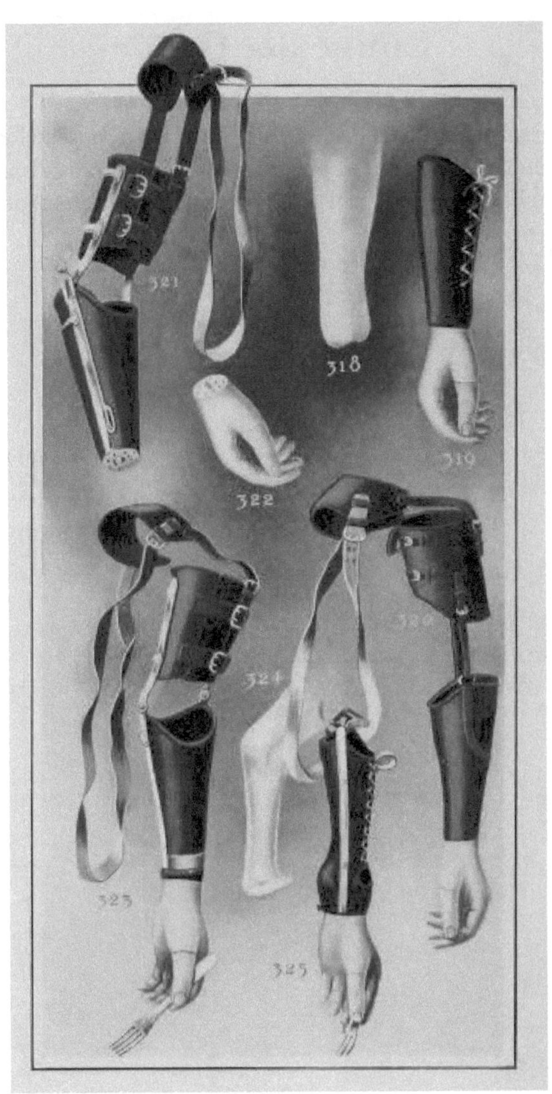
321
318
319
322
320
324
323
325

Einige der Geräte

Einige der Utensilien, die bei abgenommener Hand in der Handgelenkplatte befestigt werden können, sind ebenfalls in der Abbildung dargestellt. Bis auf die Bürste bestehen alle aus Stahl oder einem anderen geeigneten Metall.

Nr. 310 – Einzelhaken	Preis	1,00 $
Nr. 311 – Pinsel	”	1,00
Nr. 312 – Löffel	”	1,00
Nr. 313 – Tafelmesser	”	1,00
Nr. 314 – Tischgabel	”	1,00
Nr. 316 – Doppelhaken	”	3,00
Nr. 317 – Ring	”	2,00

Für den Einsatz in der Gummihand Nr. 308 werden ohne Aufpreis spezielle Messer, Gabeln, Bürsten und Haken angefertigt. Weitere Werkzeuge wie Zangen, Krallenhaken, Gabelköpfe usw. werden auf Wunsch auf Bestellung gefertigt.

Amputationen des Handgelenks

Diese lassen am Ende meist einen Stumpf zurück, der etwas größer ist als unmittelbar darüber (siehe Nr. 318, Seite 64), und bieten so eine Möglichkeit, den Arm sicher anzulegen und an Ort und Stelle zu halten, ohne dass eine Befestigung oberhalb des Ellenbogens erforderlich ist, wie in Nr . 319.

Befestigungen oberhalb des Ellenbogens können jedoch angebracht werden, wenn dies für sinnvoll erachtet wird, und bei Amputationen am oder in kurzer Entfernung über dem Handgelenk ist es vorzuziehen, die Verbindung am Ellenbogen mit Lederbändern herzustellen, wie in Nr. 320 gezeigt, statt mit Stahlverbindungen.

Bei Bedarf wird die Gelenkpfanne jedes zu amputierenden Arms zwischen Handgelenk und Ellenbogen geschnürt.

PREISE, NR. 319 UND 320 (Siehe Seite 66)

Mit Holz- oder Gummihand, fest am Unterarm befestigt, ohne Werkzeugmöglic ohne Befestigung oberhalb des Ellenbogens

Das Gleiche gilt für die Befestigung oberhalb des Ellenbogens

Gummihand, am Handgelenk nicht abnehmbar, aber mit Handfläche, inklusiv Gabel, Haken und Bürste, ohne Befestigung über dem Ellenbogen

Das Gleiche gilt für die Befestigung oberhalb des Ellenbogens

Mit Holz- oder Gummihand, am Handgelenk abnehmbar, inklusive Messer, Gal und Bürste, ohne Befestigung über dem Ellenbogen

Das Gleiche gilt für die Befestigung oberhalb des Ellenbogens

Nr. 321 stellt einen Arm zur Amputation unterhalb des Ellenbogens dar, Lederpfanne und Lederschnürer oberhalb des Ellenbogens, beide mit Stahlrahmen verstärkt, am Ellenbogen mit Gelenkbändern aus Stahl verbunden.

Nr. 322 ist eine abnehmbare Holzhand mit starren Fingern und beweglichem Daumen. In der Abbildung ist eine Zugstange zum Öffnen des Daumens mit Bewegung der Schulter dargestellt. Am oberen Ende der Zugstange wird ein Gurtband festgeknöpft, das über die gegenüberliegende Schulter verläuft, wie in Nr. 326, Seite 70 dargestellt . Jede Bewegung der Schulter, die an dieser Stange zieht, öffnet den Daumen, und wenn die Spannung nachlässt, bringt ihn eine starke Feder im Daumen wieder in Kontakt mit dem Zeigefinger. Bei Einzelamputationen bringt das Anlegen dieses Aufsatzes kaum oder gar keinen Vorteil; es erfordert zwangsläufig einen komplizierteren und teureren Mechanismus, ohne dass der Träger dadurch einen praktischen Vorteil hat. Bei Doppelamputationen muss man sich auf eine solche Hilfe verlassen, und um den größtmöglichen Nutzen aus künstlichen Armen zu ziehen, sind ähnliche Mittel zur Betätigung der Bewegung des Daumens unbedingt erforderlich. Ein oder mehrere bewegliche Finger können in Verbindung mit dem Daumen auf die gleiche Weise betätigt werden.

PREISE, NR. 321

Inklusive einfachem Haken, Messer, Gabel und Bürste

Arm ohne Hand, als Wirbelarm verwendet; Nachträglich kann eine Ha werden

Arm mit Holz- oder Gummihand, am Handgelenk abnehmbar

Arm mit Holzhand und Zugstange zum Öffnen des Daumens von der Schu

Kugelgelenk

Nr. 323 stellt einen Arm mit Kugelgelenk für die Amputation unterhalb des Ellenbogens dar, ist jedoch nicht für eine Amputation in der Nähe des Handgelenks geeignet, da der Platz an dieser Stelle für den Mechanismus des Gelenks benötigt wird. Bei den verschiedenen Einsatzmöglichkeiten einer künstlichen Hand ist oft eine Veränderung der Handposition wünschenswert; Um beispielsweise ein Buch oder Papier in Position zu halten, während mit der gesunden Hand darauf geschrieben wird, kann die künstliche Hand so gedreht werden, dass die Fingerspitzen auf dem Artikel aufliegen und ihn sicher an Ort und Stelle halten. Indem der Arm vor den Körper gebracht wird, ermöglicht das Kugelgelenk eine sehr einfache und lebensechte Annäherung der Hand an den Körper. In anderen gewünschten Positionen kann die Hand in dem Grad der Beugung platziert werden, der am bequemsten und hilfreichsten ist und dem das natürlichste Aussehen verleiht. Nr. 332, auf Seite 72 , zeigt die Einzelheiten der Verbindung. Der Unterarm und die Befestigung oberhalb des Ellenbogens bestehen aus Leder und werden von einem Stahlgerüst wie Nr. 321 getragen. Die Holzhand mit beweglichem Daumen ist mit oder ohne Zugstange zum Öffnen des Daumens bei Schulterbewegungen ausgestattet, die Verwendung eines Hakens ist jedoch nicht vorgesehen oder ein anderes Gerät anstelle der Hand. Bei Bedarf kann eine Gummihand mit Innenhandaufnahme für Geräte angebracht werden, ist aber etwas schwerer. Für Personen, die keine mühsamen Tätigkeiten ausüben und keine Gelegenheit haben, einen Haken oder ein ähnliches Gerät zu benutzen, ist diese Art von Arm wünschenswert; für andere würden wir Nr. 321 empfehlen.

PREISE, NR. 323

Ohne Zugstange zum Öffnen des Daumens

Mit Zugstangenbefestigung zum Öffnen des Daumens durch Schulterbewegung

Für deformierten Arm

Nr. 324, Seite 66 , stellt einen unregelmäßig geformten Unterarm und eine unregelmäßig geformte Hand dar, wobei der Unterarm erheblich kürzer ist als der gegenüberliegende. Nr. 325 stellt einen künstlichen Arm dar, der von Hand gefertigt wurde, um den Mangel zu beheben. Die Hand kann aus Holz oder Gummi sein und am Handgelenk abnehmbar sein oder nicht, und die Verwendung von Werkzeugen ist wie im Falle einer Amputation vorgesehen. Diese Fehlbildungen werden wie Amputationen mechanisch behandelt. Es sind Gipsformen oder Abgüsse der verformten Teile sowie Messungen des gegenüberliegenden Arms und der gegenüberliegenden Hand erforderlich.

PREISE, NR. 325

Mit Holz- oder Gummihand

Mit Holzhand, Daumen durch Bewegung der Schulter geöffnet

Art der Befestigung von Arm und Riemen

Nr. 326 zeigt einen Arm zur Amputation unterhalb des Ellenbogens, ausgestattet mit einer Schulterkappe, einem um den Körper verlaufenden Riemen zum Festhalten und einem Aufsatz zum Öffnen des Daumens durch Bewegung der gegenüberliegenden Schulter. Wenn der Daumen mit Hilfe der gesunden Hand geöffnet werden soll, entfällt dieser zusätzliche Riemen und die Zugstange.

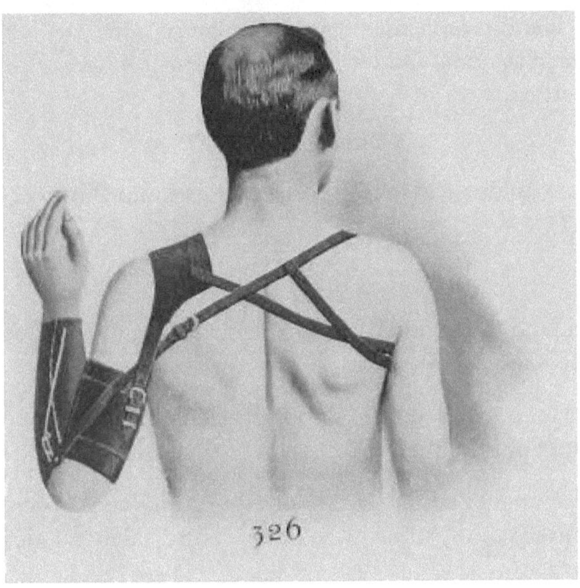

Arm zur Amputation oberhalb des Ellenbogens

Nr. 327 auf der nächsten Seite stellt einen Holzarm zur Amputation oberhalb des Ellenbogens dar, ausgestattet mit einer Schnur zum Anheben und Fixieren des Unterarms im rechten Winkel. Die Bedienung erfolgt wie in Nr. 330 gezeigt, während der Mechanismus derselbe ist wie in der Detailzeichnung Nr. 332. Die Holz- oder Gummihand Nr. 328 ist fest angebracht oder abnehmbar, dieser Arm kann jedoch auch ohne als Stift verwendet werden Hand, Haken Nr. 310 oder ein anderes Werkzeug, das anstelle der Hand verwendet wird. Er kann auch als Erdnagel ohne Ellenbogengelenk, gerade oder in jedem gewünschten Winkel gebogen ausgeführt werden.

PREISE, NR. 327

Inklusive Haken, Messer, Gabel und Pinsel

Ohne Ellenbogengelenk oder Hand	30,00 $
Ohne Hand, aber mit Ellenbogengelenk ohne Getriebe zum Heben des Unterarms	35.00
Ohne Hand, aber mit Ellenbogengelenk mit Getriebe zum Heben des Unterarms	40,00
Mit fest angebrachter Holz- oder Gummihand, ohne Hilfsmittel und ohne Getriebe zum Heben des Unterarms	50,00
Mit Getriebe zum Heben des Unterarms	60,00
Mit abnehmbarer Holz- oder Gummihand, inklusive Werkzeug, ohne Getriebe zum Heben des Unterarms	60,00
Mit Getriebe zum Heben des Unterarms	65,00

Art der Befestigung

Nr. 330 stellt das Korsett dar, das bei Oberarmamputationen verwendet wird. Der Arm ist an das Korsett geschnürt oder angeschnallt, und eine Zugschnur im Rücken dient zum Anheben des Unterarms durch Schulterzucken.

Kugelgelenkgelenk für Amputationen oberhalb des Ellenbogens

Nr. 331 stellt einen Holzarm zur Amputation oberhalb des Ellenbogens dar, mit Kugelgelenk am Handgelenk. Eine Erläuterung des Kugelgelenks zur Amputation unterhalb des Ellenbogens finden Sie auf Seite 69 unter Nr. 323. Das Gelenk ist universell und ermöglicht die Platzierung der Hand in jeder beliebigen Position, wie durch die gestrichelten Linien dargestellt. Dieser wird durch Federreibung an der Kugel an Ort und Stelle gehalten. Das Handgelenk kann nicht ganz in die natürliche Form gebracht werden, die wir ohne das Kugelgelenk herstellen können; aber dieser muss unbedingt rund sein. Dieser Teil ist jedoch meist mit der Manschette oder dem Ärmel abgedeckt und fällt nicht auf.

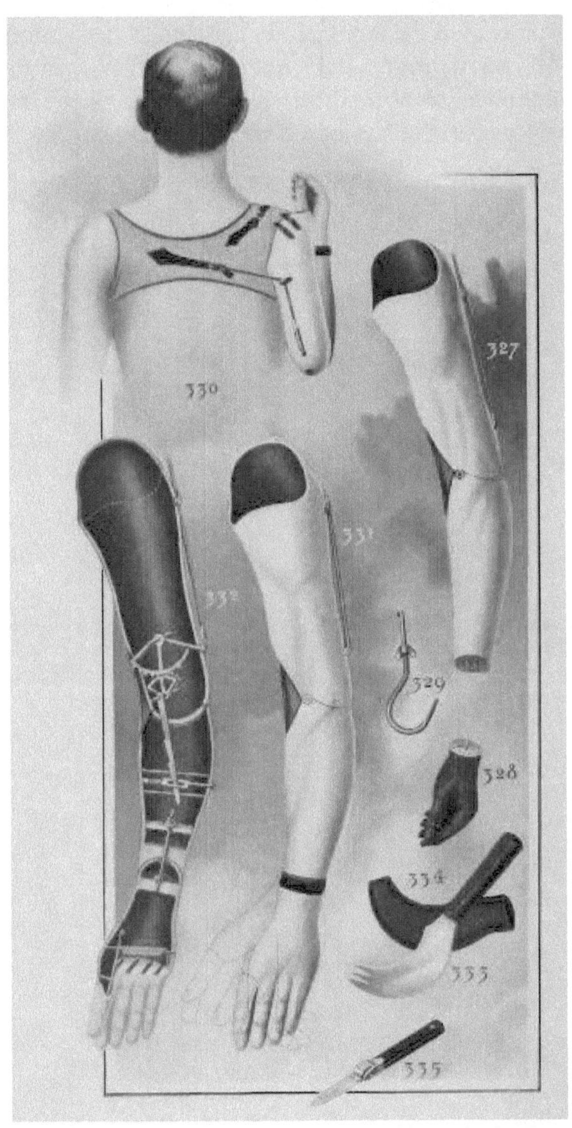

Nr. 332 ist eine Schnittansicht von Arm und Hand. Ein Vorwärtsimpuls der Schulter und des Stumpfes bewirkt einen Zug an der Schnur und bewegt die Zahnsegmenträder so, dass der Unterarm bis zu einem beliebigen Grad an Beugung angehoben wird. Anschließend wird er durch einen Riegel, der durch einen Federpfosten verläuft und automatisch verriegelt, in seiner Position gehalten . Der Träger kann bequem einen Mantel, einen Schal, einen Korb usw. am künstlichen Arm tragen. Durch Druck auf den Knopf unterhalb des Arms wird die Arretierung gelöst und der Unterarm ist wieder unter Kontrolle von Stumpf und Schultern. Die Feder in der Hand dient dazu, den Daumen in Position zu halten und ist die gleiche, die wir bei allen Händen mit beweglichem Daumen verwenden.

PREIS, NR. 331

Mit Holz- oder Gummihand

Kombination aus Tafelmesser und Gabel

Nr. 333, Seite 72 , stellt eines dieser nützlichen Geräte dar, das speziell für diejenigen entworfen und hergestellt wurde, denen der Gebrauch einer Hand verwehrt ist und die es sich nicht leisten können, einen Tag lang ohne eine Hand auszukommen. Die Klinge besteht aus dünnem Stahl, ist scharf geschliffen und endet in einer Gabel. Eine rollende Bewegung schneidet das Essen und eine Drehung der Hand bringt die Gabel in die richtige Position. Nr. 334 stellt eine Lederscheide dar, in die das Messer gesteckt werden kann.

PREISE, NR. 333 UND 334

Redwood-Griff

Griff aus Ebenholz

Griff aus Knochen

Griff aus Elfenbein

Perlengriff

Scheide, extra

Taschenmesser für Einarmige

Nr. 335, Seite 72 , stellt ein einfaches, handliches Messer dar, das schnell und bequem mit einer Hand bedient werden kann. Durch Ziehen mit dem Daumen öffnet sich der Klingenschlitz, die Klinge fällt nach unten heraus und ist sicher verriegelt; Drehen Sie das Messer mit der Klinge nach oben um und lassen Sie es durch Ziehen des Daumens wieder in den Griff fallen.

PREISE, NR. 335

Im geöffneten Zustand ist es fünfeinhalb Zoll lang

Im geöffneten Zustand ist es neun Zoll lang

TRAVERSEN nach Maß mit Erfolgsgarantie; Hartgummi, Zelluloid, Leder, Draht und Gummi. Alle gewünschten Styles sind auf Lager. Die mechanische Behandlung schwieriger Hernienfälle ist eine Spezialität. Fachwerklieferungen und Reparaturen. Für den Traversenkatalog einsenden.

ELASTISCHE STRÜMPFE für Krampfadern und schwache oder geschwollene Gelenke. Senden Sie uns Preise und Anweisungen für Messungen.

BAUCHSTÜTZEN UND ADIPOSITASGÜRTEL. Große Auswahl an elastischen und unelastischen Produkten. Spezielle Stützen nach eigenem Muster für den Einsatz nach Bauchoperationen.

DEFORMITÄTSGERÄTE für gelähmte und schwache Gliedmaßen auf Bestellung.

ROHLEDERJACKEN zur Krümmung der Wirbelsäule. Diese sind leicht, steif und porös und stellen eine große Verbesserung gegenüber Gips- oder Lederjacken dar.

DREIRÄDER FÜR KRÜPPEL. Hand- und Fußantrieb, mit Kugellagern und Gummikissen oder Luftreifen. Wir sind Spezialvertreter für diese Maschinen, ebenso wie für Invalidenstühle. Für den Dreiradkatalog einsenden.

CHIRURGISCHE BANDAGEN, SUSPENSORIEN , UTERUSSTÜTZEN USW.

Krücken und Krückenzubehör

Wir verkaufen nur die beste Qualität dieser Waren und solche, auf die man sich absolut verlassen kann. Wird nach Erhalt des Preises verschickt oder per Nachnahme, wenn der Bestellung eine Anzahlung von einem Dollar zur Deckung der Expresskosten beigefügt ist, falls die Krücken aus irgendeinem Grund an uns zurückgeschickt werden. Wenn Sie etwas anderes als die reguläre Linie wünschen, werden auf Bestellung spezielle Krücken angefertigt, eine Vorauszahlung ist jedoch erforderlich. Unser Krückenkatalog enthält umfassendere Beschreibungen als die hier gegebenen Kurzbeschreibungen und wird an alle weitergeleitet, die sich dafür bewerben.

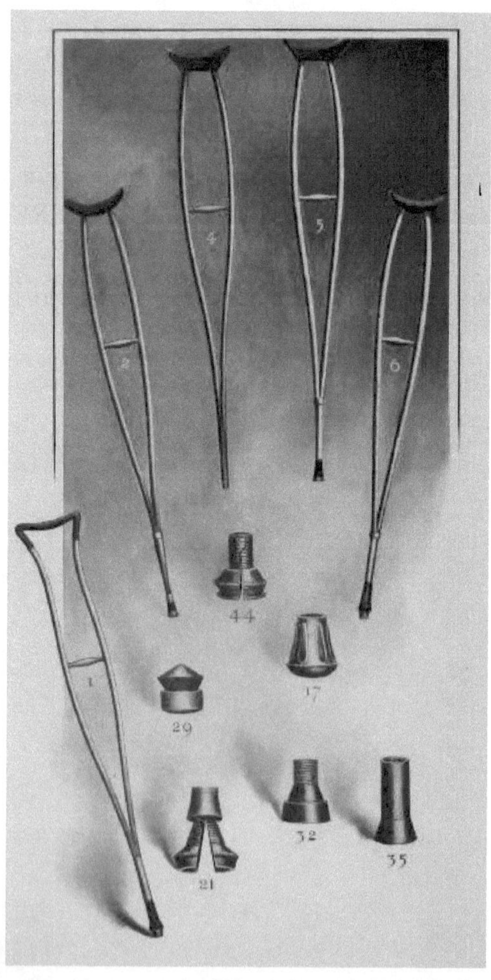

Nr. 1 – Federoberseite, Fassung und Backenunterseite. Preise pro Paar: Palisander oder Lanzenholz, 9,50 $; extra schwer, 10 $; Felsenahorn, 7 $; extra schwer, 8 $.

Nr. 2 – Kuhhornoberteil. Decken und Handstützen aus Felsenahorn, Kirsche. Preise pro Paar: Qualität A, glatter Ferrulenboden, 2,50 $; extra schwer, 3 $. Qualität C, mit Boden Nr. 35, Kissen Nr. 32, 3,75 $; extra schwer, 4,50 $.

Nr. 4 – Plain Split. Felsenahorn, Decken und Handstützen aus Kirschholz, unten keine Zwinge. Preis pro Paar: 1,50 $.

Nr. 5 – Gepolstertes Oberteil. Decken und Handstützen aus Felsenahorn, Kirsche. Preise pro Paar: Qualität A, glatte Zwinge unten, 2,50 $; extra schwer, 3 $. Qualität B, Sockel Nr. 35, Kissen Nr. 32, 3,75 $; extra schwer, 4,50 $.

Nr. 6 – Hardtop, Sockel und Backenunterseite. Preise pro Paar: Palisander oder Lanzenholz, 9,50 $; extra schwer, 10 $; Felsenahorn, Decken und Handstützen aus Palisander, 7 $; extra schwer, 8 $.

Nr. 21 – Sockel und Backenunterseite. Mittlere Größe, 2 $ pro Paar; große Größe, 2,50 $ pro Paar. Nr. 44 Backen mit Flansch unten ohne Aufpreis einsetzbar.

Nr. 35 – Steckdosen. Zwei Größen, 1 $ pro Paar.

Nr. 29 – Kissen aus reinem, gummiweißem Gummi. Mittlere Größe, 50 Cent pro Paar; große Größe, 75 Cent pro Paar.

Nr. 17 – Gummispitzen zum Überziehen über das Ende von Krücken oder Gehstöcken. Verschiedene Größen. Preise: drei Achtel bis ein Zoll, 20 Cent pro Paar.

Dementsprechend erhalten wir durch die Beantwortung der folgenden Fragen einen sehr guten Überblick über Ihren Zustand und können besser beurteilen, welche künstliche Gliedmaße für Sie geeignet ist. Geben Sie die Nummer so an, wie sie vor der Frage erscheint, und geben Sie dann die Antwort auf die Frage ein.

1. Ihr Name

2. Postamt

3. Landkreis

4. Staat

5. Alter

6. Gewicht

7. Höhe

8. Beruf

9. Bein oder Arm amputiert

10. Bei Amputation

11. Rechts oder links

12. Oberhalb oder unterhalb des Ellenbogens oder Knies

13. Wenn oben, geben Sie die Länge vom Körper an

14. Wenn unten, geben Sie die Länge ab Kniekehle oder Ellenbogengelenk an

15. Wie ist der Zustand des Stumpfes?

16. Können Sie jeglichem Druck auf das Ende des Stumpfes standhalten?

17. Ursache der Amputation

18. Benutzen Sie jemals eine künstliche Gliedmaße

19. Wenn ja, welcher Stil und welche Marke und wie lange

20. War es zufriedenstellend?

21. Wenn nicht, warum

22. Haben Sie einen unserer neuen Kataloge?

23. Wäre es für Sie ein Anreiz, uns einen Auftrag zu erteilen, wenn wir einen Mann schicken würden, der Ihre Maße nimmt?

24. Wenn wir dies tun würden, würden Sie einen Teil der Kosten übernehmen?

25. Möchten Sie für eine kostenlose Prothesenprämie arbeiten? Wenn ja, senden wir Ihnen Einzelheiten zu

Wünschen Sie spezielle Informationen zum Thema künstliche Gliedmaßen? Wenn ja, lassen Sie es uns wissen, und wir werden unser Möglichstes tun, um Sie aufzuklären.